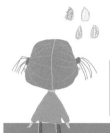

阿鎧老師

最新修訂版

10天就看到成效的
感統遊戲

兒童專注力發展專家 張旭鎧——著

親師一致按讚！
簡單‧有趣‧成效佳的感統力入門書

總目錄 CONTENTS

PART 1　十天就看到成效的感統遊戲計畫

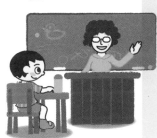

PART 2　速度感的前庭刺激遊戲

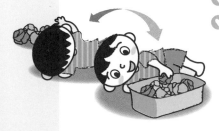

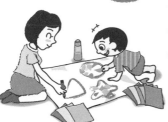
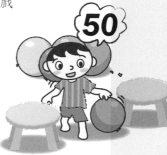

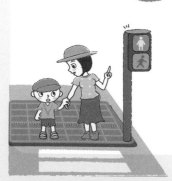

總目錄 CONTENTS

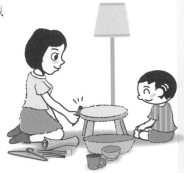

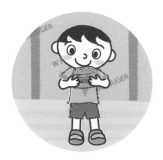

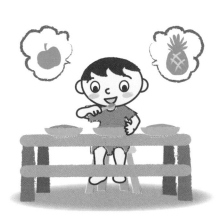

PART 8　感覺統合外的全方位遊戲

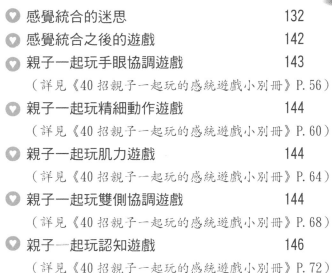

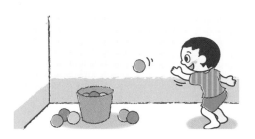

PART 9　戶外活動的重要性

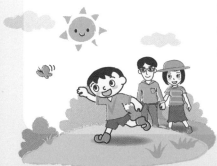

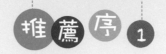

站在孩子的高度一起認識、一起去玩

文●**可藍**　知名藝人

　　和阿鎧老師的緣分從「超級小英雄」兒童節目開始，每個月最少會見面一次，每一次都可以在阿鎧老師為小朋友設計的全腦開發遊戲中了解到什麼是用左腦想，什麼又是會牽動到右腦的思維，前提是，要站在孩子的高度一起認識，一起去玩，有時候甚至小朋友們比你聰明，因為他們單純，他們直接的反射反應。

　　但更重要的是，可以讓我自己多認識一點自己，沒有錯，因為我竟然在潛移默化中，再一次開發了我的圖像記憶，使得我在「金頭腦」的節目可以挑戰大魔王，過關到最後一關，都 25 歲的我，竟然還可以被開發（笑）。

　　阿鎧老師的用心，在你看過他最新的這本書之後你就可以更深的體會到，他是一個三心二意的老師，以「用心、愛心、耐心、刻意、意義」的方式來教導，卻不會讓你或孩子感受到壓力，因為你會發現到裡面用的方式，都是生活上觸手可得的，很方便很簡單，這就是阿鎧老師的刻意，刻意讓爸爸媽媽們在和寶貝互動上讓生活變得更有意義。

許多爸爸媽媽在小朋友身上也會看到很多疑問，在裡面阿鎧老師也會舉例出來解答，針對不同年齡的小孩會出現的不同問題，像是小朋友愛咬手手、不會形容味覺或是觸覺感受、或是孩子容易不專心走路等等的問題……，裡面都會有老師的評估還有建議做法，相當的細心。

　　這本書裡的「10 天就看到成效的感統遊戲計畫」，讓我已經迫不及待跟著使用這本書，來迎接我即將誕生的小孩了！親愛的寶貝，媽媽會從今天開始學習用孩子的角度感受孩子的世界。

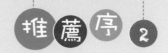
將感覺統合落實於家庭的遊戲書

文●**陳宜男**　星願樹職能治療所院長

　　經常有家長會問我：「宜男治療師，回家以後我們需要做些什麼感覺統合的活動呢？」我總是會不厭其煩的依照孩子的狀況向家長述說各式各樣適合孩子的感統活動，但成效總是不盡人意，經過調查分析之後，發現以下幾個癥結點：

❶ 家長無法在那麼短的時間內完全吸收治療師提供的資訊；
❷ 治療師提供的居家活動適合孩子，但家長無法提供相關的環境與設備，還有「時間」；
❸ 缺乏計畫（如時間表等）與追蹤的機制；
❹ 家長不理解治療師的本意，導致曲解活動內容，造成安全上的疑慮。

　　許多治療師總是在想，如果可以有一本書可以提供家長淺顯易懂的感覺統合相關資訊與居家活動，而且這本書是由專業的職能治療師所撰寫，那該有多好！治療師可以透過書本的內容向家長解釋感覺統合的相關資訊，就算家長當下無法理解，回家後亦可以自行閱讀。

感謝阿鎧治療師落實了許多治療師的夢想，完成這本對家長、教師與治療師都受用的感覺統合工具書《阿鎧老師 10 天就看到成效的感統遊戲》。在這本書裡面，阿鎧治療師很貼心的設計了「10 天感統記錄表」，讓家長能夠自行計畫孩子的訓練課程，更加掌握孩子的成長與進步。

希望這本書可以激起更多的漣漪與火花，不僅讓更多人受惠，更讓「感覺統合」落實於日常生活之中。

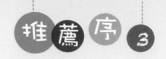
感覺統合是兒童發展的基礎

文●**陳昭蓉** 適健復健科診所院長

　　隨著社會競爭壓力的增加，臨床門診中發現，越來越多家長因為孩子的感覺統合出了問題而來求診，仔細詢問的結果，都是因為孩子課業壓力大、每天要上很多才藝課程，因此失去了很多肢體活動的時間。家長們會說，孩子也有去上肢體律動或是舞蹈課，可是怎麼還是有問題？這是因為才藝課程著重的是才藝，而非完整的感覺統合訓練，即使是「感覺統合課程」若不是醫生或職能治療師設計的，對孩子的幫助其實都要打折。

　　張旭鎧職能治療師在兒童發展領域已經有將近 20 年的經驗，而且他還擁有一位罕見疾病雷特氏症的孩子，因此對於家長們的擔憂更能感同身受。這本書中，將人體的各種感覺系統深入淺出地讓大家明白，並且設計可以在家中執行的各種活動，讓家長不用花大錢就可以跟孩子一起玩。

　　為什麼需要家長的參與？許多家長都希望只要花錢把孩子交給老師，孩子就可以進步、甚至比別的孩子「聰明」，然而在學齡階段，孩子與父母相處的時間仍比與老

師的時間來得久，因此父母對於孩子的發展與學習仍然具有重責大任，只是現代家長工作繁忙，回家後不僅體力沒了，更沒有腦力設計感覺統合遊戲，因此張治療師的這本書，無疑地是父母的最佳工具書！

當孩子要開始寫功課之前，根據書上的計畫，給予孩子約半個小時的感覺統合遊戲，不僅消耗孩子多餘的體能，並且能夠幫助大腦神經訊息傳遞的活化，接著進行需要思考的作業，孩子通常會有較為優異的表現！

除此之外，本書更貼心的提醒戶外活動的重要性，別讓孩子整天躲在家裡遊戲，即使是在家中奔跑，仍不如在太陽底下活動來得有幫助！這本書給予一般父母幫助孩子感覺統合發展最有效的建議，但若懷疑孩子有感覺統合失調的現象，仍應尋找醫師仔細評估。

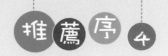
孩子，就是要遊戲！

文•郭昶志 美國南加州大學職能科學暨職能治療博士、高雄醫學大學職能治療
系助理教授

　　市面上雖然已經出現了不少討論感覺統合的書籍說明
感覺統合的產生過程或是時常出現的行為問題，卻沒有確
實的告訴大眾如何運用這樣的概念帶給孩子正確的學習方
向，本書作者阿鎧老師利用實際的活動設計以及深入淺出
的說明方式帶領家長與孩子輕鬆地進入感覺統合的世界，
更重要的一點是他結合了職能治療的重點——與日常生活
活動結合。

　　兒童階段最重要的日常職能活動便是「遊戲」，運用
玩的本質和能力去探索未知的世界，除了滿足好奇心與獲
得愉悅感之外，也從中學習了日常生活執行活動時所需的
能力，例如利用適度的速度奔跑、在準確的時間點停止、
對於物品的操作能力以及同時從事多種活動時的協調能力
等等，都是從一點一滴地玩樂中逐漸地學習新的動作並且
調整已經學過的技巧，結合而出更具效率的活動技能，使
得日常生活中的生活更加順利。

透過本書中的活動運用能讓讀者或是家長快速地分析出家中小孩的問題，不需花費過多的時間和金錢毫無頭緒地去摸索解決方法，而在雙薪家庭中陪伴孩子遊戲的時間有限，怎麼樣在短時間內能更切中要點的幫助孩子在愉快又有效的方法中學習及調整，是目前最重要的課題！

　　閱讀完阿鎧老師這本書之後，我相信所有的家長都能輕鬆並且正確地利用日常生活中的遊戲活動來提升小孩的感覺統合發展，也可同時減輕家長沉重的負擔，可說是一舉兩得之道。

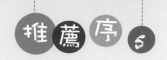

了解孩子，
找到對的、適合孩子的方法

文●**維尼媽** 知名部落客

　　非常榮幸有這個機會為阿鎧老師寫這本書的推薦序，在這裡我必須跟大家坦白，雖然已是四寶媽的身分，但其實我並沒有什麼育兒過人之處，甚至曾經一度很懊惱又無助的走在這條路上；不知道我的分享是不是可以幫助到更多需要被支持與鼓勵的家庭，但我知道，有些事情是在孩子與我遇到了阿鎧老師之後，而有所改變與改觀的，這就是我應該要站出來跟大家宣揚的事情！

　　我的苦惱跟所有媽媽一樣，總是擔心著孩子的成長，更關鍵的地方在於，當不僅僅有三個老師告訴我，孩子有問題時（疑似過動兒，應該帶去檢查？應該要開始吃藥，或者是專注力不集中？），於是我開始懷疑起自己的育兒能力與方式。

　　我們都應該要站在相信孩子的立場去了解事情的根本，但慌了陣腳的當下，甚至一句安慰都聽不進去，迫切渴望看到的是「我的孩子被這個社會認同與真正地了解」，但光是想被大家認同的這件事情，就讓我站在原地等了好久，除了老師之外，還有專家也提醒著我要帶孩子去檢查，

我不懂自己的孩子到底問題出在哪裡？「其實私底下的他是很好的啊！」、「大家都誤會他了吧？」疑問的背後，我回過頭去看看孩子稚嫩的臉龐，我告訴自己，當我不清楚狀況前，不應該胡亂猜想的對立出我跟孩子的關係，應該要用更多愛與時間去了解、關懷與包容孩子。

但找到「對的、適合孩子的方法」去了解孩子更是個重點，就在我帶安哥去超視錄「超級小英雄」的節目時，遇到了阿鎧老師，如果說一般大眾認識的阿鎧老師稱謂為「兒童職能治療師」，我倒還覺得他就像孩子們的大玩偶，藉由幾次我帶安哥一同去錄影的相處下來，我發現他根本不像老師、不像那權威又有距離的專家，反而像大哥哥一樣地總是親切又和藹，總是用笑咪咪的眼睛、溫柔的語氣來與大小朋友聊天、互動，他總是用玩樂的方式來與孩子相處，讓孩子一點距離感都沒有，這點連我都覺得很不可思議。

這個暑假，我帶安哥去上阿鎧老師開的「彈珠人夏令營」課程，為期一週每天的相處下來，我從擔心變得放心，

很多家長都很不可思議，我會讓安哥去「玩夏令營」，他們總是覺得應該要學些什麼才是獲得，當初我跟他們一樣的想法，現在我卻很慶幸，我讓安哥去這個夏令營，發現原來不僅僅是玩彈珠人，還能學到團體互動、專注力，原來彈珠人也可以變成教具，而且能讓孩子更有學習力。你會發現孩子上「玩夏令營」，回家之後是用那種很愉快又興奮的口氣，跟你闡述他在夏令營學習的過程與快樂，我知道，那就是收穫！

這就是阿鎧老師厲害的地方，將課程用玩遊戲的方式代替，藉由玩遊戲的過程中，還可以進而了解到孩子的內心，就像這本書裡頭所聊到的「10天感統遊戲計畫」，孩子最喜歡的事情就是玩樂，而遊戲就是很好的親子互動方式，這本書裡頭可以跟孩子玩好多遊戲，這些都是我想都沒想過的好方法，本書還提供了「簡易生活評量表」，讓家長可以在家就做個自我評估，解答之後再加上阿鎧老師的解說，我們會更清楚了解到該如何面對孩子的不一樣，而不只是站在原地苦惱著；當然，有很多家長跟我當初一樣，對「感統迷思」有許多的困惑與迷思，看完這本書你也能像我一樣迎刃而解，原來沒什麼好可怕，去面對才能跟著孩子一起勇敢成長。

這個暑假過去，我沒有多想安哥有沒有提升專注力的事情，依舊帶著安哥去上節目錄影，總是希望他能邊玩邊學習到些什麼，在後台遇到了阿鎧老師，其實面對專家還是會有些不知所措，就怕他們開始講起孩子們哪裡有問題的事情，阿鎧老師看見我坐在那，一如往常的給了一個招牌眼睛彎起來笑咪咪的和藹笑容，並且緩緩地說了這句我等了好久的話：「放心！安哥真的越來越好，而且他一點問題都沒有。」那幾秒鐘，我臉上雖然是平靜的，但內心卻十分的激動……好想馬上抱著安哥哥親吻他上百次。

　　向大家誠心推薦這本書，拿出信心與勇氣，跟孩子共同面對人生的問題，是一種成長也是一種得到，謝謝你一直相信著每個孩子，謝謝你總是付出耐心與關懷在每個孩子身上，謝謝你帶給所有爸爸媽媽穩定的力量，千言萬語訴不盡，一切就只有謝謝你，阿鎧老師！

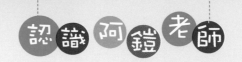

家長們，讓我們一起來玩小孩吧！

　　什麼！玩小孩？相信許多家長聽到這句話一定會相當錯愕！但在職能治療師張旭鎧（阿鎧）老師的診間，可是一點也不奇怪！阿鎧老師常說：「引起小朋友學習最重要的因素就是樂趣，何不利用有趣的方式達到小朋友的成長呢？」阿鎧老師設計的專注力遊戲，讓兒童在短短五分鐘內，就能玩出驚人的專注力！

　　從事兒童職能治療十多年來，服務過千餘位的問題孩童，阿鎧老師自己也有個發展遲緩的孩子，他說：「這是上天送給我的禮物，這分禮物讓我重新省思職能治療的核心，讓我體會唯有『樂趣』才是引起小孩學習的關鍵；這分禮物，也讓我在治療過程中，更能將心比心對待每一位個案。」

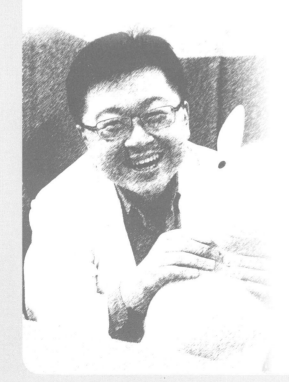

天使女兒　讓阿鎧老師的治療將心比心

　　談到自己女兒是發展遲

緩兒時，阿鎧老師一臉幸福樣，他說：「女兒是上天派給我的天使！因為我有一個發展遲緩的女兒，所以在治療過程中，更能將心比心，從孩子的角度及醫學的專業，帶給個案更完善的治療！」其中，最讓他感動的是，女兒雖然動作智力都像八個月的大嬰兒，但她常常有意無意抱著爸爸、親爸爸的臉頰，這些小舉動，每每都讓阿鎧老師感動的久久不能自己。

是爸爸還是治療師？阿鎧老師選擇當個有趣的朋友

起初，面對突如其來的變化，阿鎧老師跟護理師老婆尋求各自的資源，積極為女兒報名復健課程上課，回到家也找時間為女兒治療，直到某天他看到女兒害怕的神情，他有感而發的反思：「女兒的爸爸在哪？關愛疼惜女兒的家長在哪？我希望女兒回到家面對的是一個爸爸，而不是板著臉復健的治療師！」他釐清角色，明白女兒需要的不僅是復健，她更需要一個像朋友般的爸爸，需要一個疼惜她、愛護她的家長。言談之間，涓涓父愛在阿鎧老師身上流露無遺！

父母總會本能多照顧較弱小的孩子，甚至希望其他小孩也能一起幫忙照顧，難道不怕六歲兒子心理會不平衡

嗎？阿鎧老師說，我們對待兩個小孩的時間分配一定相同，因為兩個小孩同樣重要，值得花同樣的時間疼愛。談起兒子，阿鎧滿是欣慰，他分享，今年掃墓因為車位難尋，必須下車尋找車位，交代弟弟要照顧姐姐，如果有任何狀況就按方向盤上的喇叭，不料弟弟因為尿急，但想到要照顧姐姐不能離開，於是就尿在飲料杯裡。阿鎧回到車上看到臉上滿是歉意的兒子，馬上給他一個大大的擁抱，對他說：「你好棒！」說著說著，阿鎧老師的眼眶早已泛紅。

阿鎧老師：「不管有沒有結婚，先去生小孩再說！」

「不管有沒有結婚，先去生小孩再說！」阿鎧老師總是如此開玩笑地告訴剛踏入臨床的治療師，唯有了解為人父母的責任與辛苦，才能設身處地為個案、為家長著想，如此治療過程中除了專業，才會有疼愛，就不會僅按照教科書上的治療方式照本宣科，這是阿鎧老師對後輩的期望。

延續家庭的職能治療才完善

談到自己的未來發展，阿鎧老師說，台灣人對職能治療的認識並不深，常見許多家長帶小朋友來治療時，自己

卻不見蹤影，等時間一到才來接小孩。事實上，「一個完善的職能治療，必須延續至家庭，治療成效才會好！」他說，家長們應該跟著小朋友一起復健，與治療師做詳細的意見交換，以同樣原則在家裡持續幫小朋友做復健，因為單靠一週一到兩次的治療活動，是絕對不夠的！延續家庭的治療方式，一直是阿鎧老師重視並推崇的觀念。

「做對孩子好的事情；做對職能治療有益的事情！」

「做對孩子好的事情；做對職能治療有益的事情！」這是阿鎧老師的人生座右銘，也是他一直在職能治療領域努力的理念。他說，了解孩子問題的原因，除了對症下藥給予適當的訓練、鼓勵及治療，更要發揮「創意」，讓孩子對學習玩出興趣。因為孩子最棒的學習就是玩樂，當然不是漫無目的的玩，而是以樂趣為基礎， 輕鬆玩出小孩子的能力，當孩子在玩樂的過程中，對父母何嘗不是一種學習呢？

所以，各位家長們，讓我們一起來玩小孩吧！

本文節錄自：優活健康網（文／陳詩婷‧攝影／朱元芩）

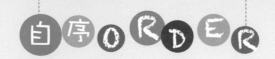
十天，真的能提升感統力？

文●張旭鎧

　　民國八十年代，那時候台灣還不流行「感覺統合」，連名稱也都還被稱為「感覺整合」。那時候的我才剛進入職能治療臨床，想要看一個感覺統合失調的孩子是很困難的，因為連醫生都不知道如何診斷！

　　曾幾何時，「感覺統合」變成家長間共通的話題，正如「專注力」一樣，當孩子不聽話、調皮搗蛋、學習成績差、和同學處不好，反正就是不順著老師和家長的意時，就會被說是「專注力不夠」、「感覺統合有問題」！真的是如此嗎？或許這二十多年來社會環境變遷，孩子的活動空間變小了，競爭壓力變大了，所以可以自由活動的時間和空間都不夠了，的確會造成感覺統合的問題，如果真的是這樣，應該改變的是孩子？還是我們的環境？這本書的出現，其實有三個目的：

澄清什麼是「感覺統合」

　　多年來看到坊間許多的機構打著感覺統合的旗幟，做的卻是才藝教學或是體能運動，的確，我們做任何事都需要有良好的「感覺統合」，但並非所有的事都能訓練感覺

統合！甚至有些非醫療背景的「專家」在各大媒體講述著感覺統合，不僅把各感覺系統的神經受器擺錯地方，甚至結合氣功、五行八卦來討論感覺統合，這些在科學上都是缺乏驗證的！

感覺統合治療屬於職能治療師的業務之一，當初由職能治療師引進台灣做為治療方式，所以在整體治療過程中，職能治療師會先給予感覺統合活動，讓孩子的神經系統活絡起來，接著再進行靜態的操作與認知學習，這才是整個治療流程。

後來許多商業導向的業者斷章取義，誤以為大量的體能活動就是感覺統合，或者認為讓孩子玩串珠、疊積木也是感覺統合訓練，因此家長花了大筆的錢，孩子花了時間，獲得的卻是體能加強、手指操作技巧提升，然而整體的「感覺統合」卻不見改善！當然孩子還是會進步，但那是因為「課程」的幫助？還是孩子自然成長的結果？

幫助家長輕鬆提升孩子的「感覺統合」

許多老師在課後會建議家長回去應該要幫助孩子進行哪些活動，但是家長除了繁忙沒有時間外，最大的痛苦就是孩子不願意配合，因此親子關係也受到影響！藉由本書，希望讓家長與孩子共同討論好玩的遊戲，每天花半個小時的時間「一起玩」，孩子自然會進步！

至於為什麼是十天？不是五天或七天？這幾年來的觀察，如果設定五天的計畫，通常星期一到星期五執行，然後週末就會自動休息，到了下一週就會忘記繼續執行！如果是七天，那麼每個星期一玩的都會是一樣類型的遊戲，孩子會感覺不新鮮而缺乏興趣！因此以十天為一個週期，幫助孩子訂定每天的計畫，這樣持續的效果是會比較好的！

最重要的是，要幫助孩子的感覺統合成長，別總是待在室內，讓孩子有機會接觸大自然，在空曠的環境中盡情地奔跑、跳躍、翻滾，這才是對孩子感覺統合最有幫助的方式！

PART 1

10 天就看到成效的
感統遊戲計畫

- ♥ 認識感覺統合
- ♥ 感覺統合對孩子的重要性及幫助
- ♥ 十天一週期的感統遊戲計畫
- ♥ 我的孩子感覺統合出了狀況嗎？
- ♥ 父母也會有感覺統合問題？
- ♥ 以前的孩子沒有感統的問題？

♥ 認識感覺統合

案例

　　六歲的小惟在教室走動時經常會撞到桌椅、撞掉其他小朋友桌上的東西，走路時也經常跟其他小朋友產生碰撞，造成糾紛。媽媽觀察小惟不僅是常常撞到物品跌倒，連走在平地上也常會跌倒。而且平日生活作息很沒有秩序，桌上物品雜亂，玩具到處亂丟。

　　媽媽跟老師討論的結果，懷疑小惟可能是專注力不足的問題，所以才會導致碰撞別人、掉東掉西。

　　後來，經過職能治療師的檢查評估推斷，小惟的狀況可能是感覺統合的問題。

感覺統合→大腦的資訊輸入→整合→輸出過程

　　「感覺統合」到底是什麼？舉例來說，當我們拿起一顆檸檬，大家看了會覺得理所當然，這個東西就是一顆「檸檬」，但事實上在我們的大腦裡，藉由各個感官已經做了一個感覺統合的運作：眼睛看到檸檬的顏色、形狀；鼻子聞到它的味道；手摸到它的觸感、感覺到重量……。

　　各個感官感受到的感覺傳到大腦之後，大腦會開始做處理。當我拿到一顆檸檬，除了看到它、摸到它、聞到它的感覺以外，大腦同時接收到旁邊爸爸媽媽在說話；感受到身旁電風扇吹到皮膚上的觸感，這時候我們的大腦，必須只留下與這顆檸檬有關的訊息；所以必須排

除爸爸媽媽的聲音、電風扇的風吹在皮膚上的感覺，否則大腦會解釋出：「檸檬在說話」、「檸檬會吹」。當我知道這是顆檸檬了，接下來大腦就會去運作，如果我之前有吃過檸檬的經驗，光是用想的，嘴巴就感覺到酸而想流口水；這一連串的過程，就是感覺統合在幫助我們。

在大腦裡有一連串的流程，資訊輸入 ➡ 大腦整合 ➡ 輸出；如果整個過程中有任何一個問題──整合的時候錯誤，或輸出的時候沒有控制好動作，導致孩子沒有做出正確的行為，這就是感覺統合異常。沿續前面的例子，如果孩子的感覺統合出了問題，當他拿到檸檬，聞了檸檬的味道，而大腦解釋錯誤，認為它是臭的、以為它是不能吃的，孩子就會把它拿來亂丟，或當作玩具。

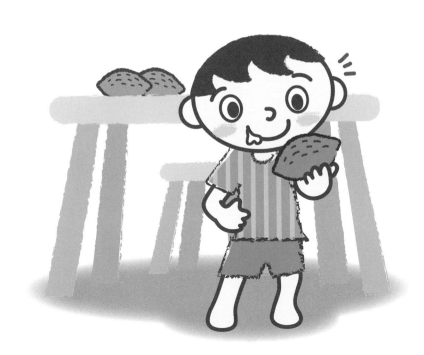

當拿起一顆檸檬，人的感覺統合就開始運作。

感覺統合是專注力的基礎

人在環境中，經由各種感官所得到的訊息，傳遞到大腦之後，大腦要做出整理、解釋、分析，留下需要的訊息，排除不必要的訊息，再把這些訊息整理起來之後，做出正確的解釋，以讓人做出正確的行為，這就叫做感覺統合。

藉由這個定義，我們可以說，其實感覺統合是專注力的基礎。小朋友在教室裡上課時，從環境中得到各種訊息──聽到老師的聲音、看到老師的影像，同時也聽到旁邊小朋友的聲音、窗外的車聲、操場上打球的聲音，或是校長、督學走過去的影像；這些訊息傳遞到大腦之後，大腦必須排除外在的訊息，只留下與老師有關的訊息，孩子才會專心。

所以臨床上有一些兒童，看似專注力不足的原因，其實來自於感覺統合。所以我們要幫助他們做一些感覺統合的訓練，這些感覺統合訓練讓他們感覺好像在「玩」，然而卻能藉由遊戲過程，讓他們變得更專心。

各年齡層感覺統合訓練技巧

人的一生當中，都可以經由感覺統合的訓練來改善我們的一些能力或技巧，差別在於感覺統合強調的是大腦的「可塑性」，也就是這些神經系統是不是在得到訊息之後，可以去重新做調整，而大腦可塑性最好的時期在六歲之前，所以有些人會說，六歲前是黃金期。可是臨床上，家長常會問：「我的小孩已經八歲了怎麼辦？」身為父母，不可能會放棄孩子，所以我們還是會繼續幫孩子做加強，只是方向會有些不同。

學齡前

著重感統刺激

六歲之前，我們會著重在感統的刺激上，讓孩子得到足夠的訊息，讓他的大腦能夠去做整理。

學齡初期

加強學習

到了六歲之後、小學三年級之前的這段時間，除了繼續給予感覺刺激外，更要加入學習的部分，可以幫助孩子坐得住、可以更理解老師上課所講述的內容。

學齡後期

訓練特殊技巧

到了小學三年級之後再做感統練習，需要花較長的時間，效率也較低。因此，除了感統之外，更需著重特殊技巧，例如，這孩子因為感統的問題，導致自己常跌倒，那麼我們就要藉由「自我提醒」的方式訓練他，走路時要如何走才能保持安全。

成年人

尋找輔具或代償技巧

有些成人，在握筆寫字時也出現問題，那麼我們的訓練重點則不是他感統或肌肉張力部分，而是去教他如何選擇功能更好的筆，或是利用電腦打字，幫他找到輔具或代償的技巧。

感覺統合對孩子的
重要性和幫助

　　感覺統合是兒童發展的基礎，有良好的感統基礎，兒童才能一步步的往前發展。現在的家長都知道「爬行」很重要，並且知道沒有爬行的孩子將來還會衍生出很多問題，然而近來的研究發現，「爬行」並非孩子問題的元兇，事實上，孩子的大腦可能已經出現狀況，所以無法發展出良好的爬行動作，進而造成更多問題的出現。

　　很多孩子不爬行，是因為發展過程中身體每個部位的發展速度不同，當腳的力量發展得比較多，力量足夠了，孩子就直接站起來走路了，這時候別急著要求孩子繼續爬，而是要針對因為爬得少而缺乏的能力加以訓練，例如手部的力量。因此，我們必須去了解感覺統合的四個發展程序，來觀察孩子是否在正常的發展上。

感覺統合發展的 4 個階段

　　孩子一出生，各個感官便開始發展了。當媽媽抱著孩子，孩子在媽媽的懷裡喝母奶，媽媽的擁抱讓孩子有觸覺的刺激；孩子喝到母奶，得到嘴唇上的刺激；眼睛與媽媽對望，產生了親情的建立，所以孩子會知道媽媽是愛他的，這是感覺統合發展的第一步。

　　孩子四個月大時，會用手肘把自己撐起來，然後會翻身，這就是大腦的前庭系統了解了身體的動作，肌肉力量也在發展，所以他的動作才會一步一步的提升。如果父母給孩子過多的保護，怕孩子摔跤而不讓他有機會去使用他的肌肉，大腦就會去調整身體的發展；如果不

需要走路，就不必發展腳的力量。因此，孩子在能力上就會出現許多障礙。

根據感覺統合發展程序表（見表1），孩子會在這些進程中，一步步的發展，前面提到母嬰親情的部分是在第一階段。在第二、三階段，孩子專注力的時間會加長，開始發展動作能力的協調性及有目的的活動。一直到了六至七歲時，進入第四階段，孩子的感覺統合達到了一定程度，孩子的自我控制能力、運筆技巧才發展到穩定，甚至發展出足夠的專注力，這時剛好要上小學了。

所以針對六歲之前的孩子，學齡前教育或稱早期教育的部分，我們提供的，不應只著重於知識上的學習，或才藝上的練習，而是應該著重在孩子的感統基本能力的建立，對於孩子的學習和成長才能事半功倍。

表1 感覺統合發展的四個階程表

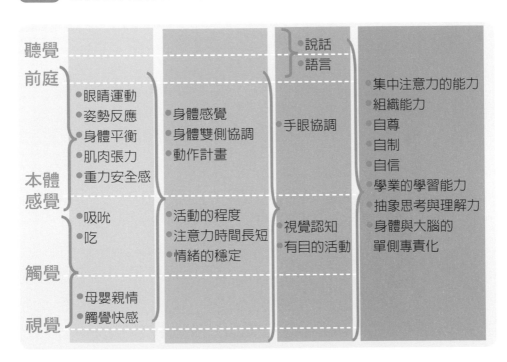

感覺統合對孩子的 個助益

^{幫助}1 穩定情緒

六歲前的發展，我們通常會著重在「動作」，但感統的重要性不單只是動作部分而已，還包括了可以幫助孩子情緒穩定。例如，有些孩子討厭衣服上的標籤，那讓他們感到不舒服，像這類對觸覺特別敏感；有「觸覺防禦」的孩子，身體不舒服的狀況之下，情緒當然不能夠穩定。

為什麼平常孩子可以不被衣服上的標籤「打擾」？那是我們的大腦可以將這些不至於造成危險的觸覺訊息加以排除，不予理會，因此我們的情緒才能穩定。有些孩子在吵雜的環境下仍然可以念書，有些則不行，關鍵在於大腦是否能把不必要的聲音排除；排除了各種干擾，情緒就能穩定，就可以念得下書，但這有每個人的個別差異。

^{幫助}2 增進良好人際互動

孩子在人際互動上，不單只是語言而已，而是一舉一動都足以影響他跟別人的關係。在臨床上很多小朋友，因為力量控制不好，造成人際關係不佳。例如，他可能要跟別人打招呼，所以拍拍別人的肩膀，但因為力量沒控制好，造成別人認為被他用力打了；或在搬桌椅的時候力量沒有控制好，將桌椅重重放在地上，別人可能會誤以為他不高興，覺得這個小孩不容易接近，因此影響到孩子的人際互動。

感覺統合發展好的孩子，在動作上，耐力會比較足夠。孩子的肌耐力足夠，上課才能坐得住。有些孩子在上課時動來動去，是因肌耐力不足，因此他要變換不同的肌肉來用力維持坐姿。轉換過程中，在外在的表現上會讓人看到，這個孩子是扭來扭去的，所以會覺得這個

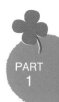

孩子不專心。事實上，這是因為感覺統合的發展上沒有幫他建立足夠的肌耐力。

孩子的動作、情緒、人際互動都穩定了之後，最重要的就是他的認知學習。如果感覺統合能力已經穩定、發展完整，在學習上就能把老師教導的知識快速吸收，並和他的舊經驗以及學習過的知識加以整理和應用，反應速度會變快，比較能做到舉一反三，表現出比較聰明的樣子。

幫助3 提升學習效率和學習動機

孩子要能完整的學習，不是只有依靠「聽」，還需注重多元感官學習。以文章開始的「認識檸檬」為例，孩子就必須透過聽覺、視覺甚至操作的感統學習，才能學習得更快、更有效率的達成目標。

有些孩子寫功課時，寫不到幾個字之後就把筆放下，用力甩手，或是寫字時字跡像刻鋼板一樣，穿透好幾頁紙。這幾個狀況的原因就在於──感統沒有幫助孩子將肌肉張力建立起來，所以孩子沒有辦法好好的拿筆和運筆，因此也造成孩子不喜歡寫字，相對的在學習上也就比較沒有動機。所以感統力也可以幫助孩子在操作作業、考試的時候有更好的表現。

整體來說，在認知學習上，感統力幫助孩子上課坐得住、坐得久，因此學習效率得以提升，當孩子在學習的過程當中可以得到較多的成就感，學習動機就能相對的提高，如此就能形成一個正向的循環。

10 天一週期
的感統遊戲計畫

　　十天就能幫助孩子建立好感覺統合的能力？當然不是！而是以十天為一週期，幫孩子做計畫。希望爸媽在幫孩子設計感統計畫的時候，可以一次設計十天，讓孩子至少持續十天的訓練，再依孩子的狀況做調整。實行步驟如下：

步驟 ❶ 擬定計畫表

　　為什麼是十天而不是五天或七天？重點是，感覺統合要有成效，首先要讓孩子覺得有趣、願意參加，當孩子覺得有趣時，大腦才會願意吸收刺激，重整及建立大腦的神經系統。

10 天的三階段遊戲計畫

　　五天為一週期的計畫，代表星期六和星期日會休息，一中斷，效果也就打折了；七天為一週期，會導致孩子預先知道，每個週一都玩什麼遊戲、週二都玩什麼遊戲，因為孩子已經預料到會玩什麼了，容易覺得沒有新鮮感，參與的興致因此降低。所以我們以十天為一個週期，並希望每天有一個小時的時間，把這一個小時分成各占二十分鐘的三階段遊戲，如右頁的規劃：

第一階段

暖身遊戲

暖身遊戲是一個大肢體的遊戲，讓孩子能做一個暖身，重點在於「**避免肌肉上的傷害**」，就像游泳前要先做暖身。而暖身遊戲也可以幫助父母觀察孩子目前的情緒狀況，了解他的參與度，才能思考接下來的活動是否需要做改變。暖身遊戲也可提升孩子的動機，讓孩子覺得接下來的遊戲是很好玩的。

第二階段

重點遊戲

重點遊戲在於感覺的刺激，根據不同的感覺系統做設計，這些系統可以見後面的各章節。這階段是訓練主角，活動時間可以拉長至半小時。

第三階段

緩和遊戲

緩和遊戲在於精細動作、專注力甚至是認知的訓練。主要目標是讓孩子可以冷靜下來，因為重點遊戲會讓孩子玩得情緒高張，有些孩子可能沒有辦法穩定下來，如果感覺統合計畫執行之後，孩子要去念書，或做靜態活動，情緒沒有穩定下來的話，孩子會更為混亂，親子關係也可能因此更為緊張。

此外，緩和遊戲也是為了驗收：藉由精細動作、靜態的遊戲來讓孩子在前兩階段所得到的刺激做一個整理。藉由緩和遊戲可以穩定孩子的情緒，也同時提升專注力。（緩和遊戲詳見第八章 P.131）

親子共同討論挑選喜歡的遊戲

家長可以從十天感覺統合計畫中挑選孩子喜歡的遊戲，或跟孩子一起討論和安排，要進行哪些遊戲。家長要知道，這些遊戲本身能提供孩子該有的刺激，至於遊戲的進行方式和呈現，其實沒有太大的約束性。如果是感覺統合有障礙的持殊兒童，建議家長應請專業的職能治療師幫孩子做詳細的評估後，再藉由本書的輔助，一起討論出適合孩子的活動。

步驟 **2** 幫孩子製作感統記錄

每十天的活動安排後，家長要幫孩子記錄這十天的活動，藉以了解孩子從事哪些活動？有哪些進步？進步程度如何？如果學校老師需要，或特殊孩子治療時需要，這分紀錄表也可以讓專業人士知道孩子的變化。

在表中 (表 2，請見 P.36)，記錄孩子每一天的活動有哪三項，並依表現程度和喜愛程度以 0 ～ 10 分來評估。

了解孩子的表現程度

對於這個活動或遊戲，孩子是不是表現得很好？例如丟接球，他是不是可以接到球、把球丟準等。

了解孩子的喜愛程度

如果孩子的表現程度好，但喜愛程度不高，大腦事實上是沒有辦法得到很好的刺激整合。記錄孩子的喜愛程度可以讓家長檢視，之後執行同樣的活動時，是否需要調整，讓這個活動更好玩。

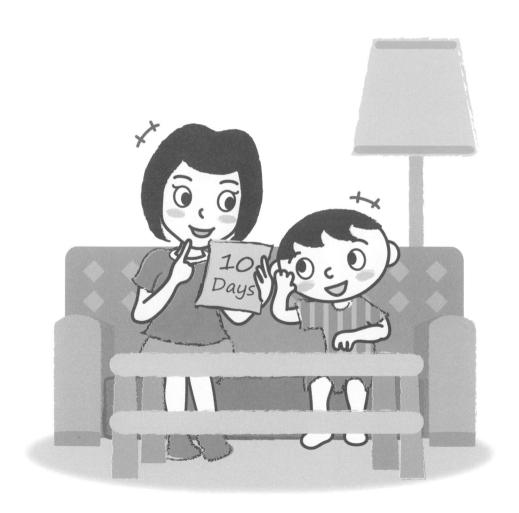

10天為一週期的計畫表，較具變化及挑戰性。

表 2 十天感統遊戲計畫記錄表

日期	暖身活動	重點活動	緩和活動
第 **1** 天 （ 月 日）	活動名稱： 表現程度 (0~10分) 喜愛程度 (0~10分)	活動名稱： 表現程度 (0~10分) 喜愛程度 (0~10分)	活動名稱： 表現程度 (0~10分) 喜愛程度 (0~10分)
第 **2** 天 （ 月 日）	活動名稱： 表現程度 (0~10分) 喜愛程度 (0~10分)	活動名稱： 表現程度 (0~10分) 喜愛程度 (0~10分)	活動名稱： 表現程度 (0~10分) 喜愛程度 (0~10分)
第 **3** 天 （ 月 日）	活動名稱： 表現程度 (0~10分) 喜愛程度 (0~10分)	活動名稱： 表現程度 (0~10分) 喜愛程度 (0~10分)	活動名稱： 表現程度 (0~10分) 喜愛程度 (0~10分)
第 **4** 天 （ 月 日）	活動名稱： 表現程度 (0~10分) 喜愛程度 (0~10分)	活動名稱： 表現程度 (0~10分) 喜愛程度 (0~10分)	活動名稱： 表現程度 (0~10分) 喜愛程度 (0~10分)
第 **5** 天 （ 月 日）	活動名稱： 表現程度 (0~10分) 喜愛程度 (0~10分)	活動名稱： 表現程度 (0~10分) 喜愛程度 (0~10分)	活動名稱： 表現程度 (0~10分) 喜愛程度 (0~10分)

在表中，家長可記錄孩子每一天的活動有哪三項，並依表現程度和喜愛程度以 0 ～ 10 分來評估。

日期	暖身活動	重點活動	緩和活動
第6天 （　月　　日）	活動名稱： 表現程度 (0~10分) 喜愛程度 (0~10分)	活動名稱： 表現程度 (0~10分) 喜愛程度 (0~10分)	活動名稱： 表現程度 (0~10分) 喜愛程度 (0~10分)
第7天 （　月　　日）	活動名稱： 表現程度 (0~10分) 喜愛程度 (0~10分)	活動名稱： 表現程度 (0~10分) 喜愛程度 (0~10分)	活動名稱： 表現程度 (0~10分) 喜愛程度 (0~10分)
第8天 （　月　　日）	活動名稱： 表現程度 (0~10分) 喜愛程度 (0~10分)	活動名稱： 表現程度 (0~10分) 喜愛程度 (0~10分)	活動名稱： 表現程度 (0~10分) 喜愛程度 (0~10分)
第9天 （　月　　日）	活動名稱： 表現程度 (0~10分) 喜愛程度 (0~10分)	活動名稱： 表現程度 (0~10分) 喜愛程度 (0~10分)	活動名稱： 表現程度 (0~10分) 喜愛程度 (0~10分)
第10天 （　月　　日）	活動名稱： 表現程度 (0~10分) 喜愛程度 (0~10分)	活動名稱： 表現程度 (0~10分) 喜愛程度 (0~10分)	活動名稱： 表現程度 (0~10分) 喜愛程度 (0~10分)

註：家長可將《40 招親子一起玩的感統遊戲小別冊》內附的十天感統遊戲計畫表影印放大後使用。

自我評估 我的孩子感覺統合出了狀況嗎？

藉由以下 13 點，可以判斷孩子是否有感覺統合的狀況：

 評估 1 孩子對於大的聲音會過度反應或恐懼。

孩子的聽覺接受到刺激以後，如果大腦無法做適當的調整，會過度放大這些聲音，使得孩子感到驚嚇。一般人聽到鞭炮聲，或捷運、火車的聲音，多半不會受到影響，如果孩子會因此受到很大的驚嚇，或躲到媽媽的背後，這可能都是在聽覺整合的部分出現了狀況。

評估 2 活動量是否比同年齡孩子來得高？

根據臨床上的觀察，在都會區感覺統合有問題的孩子，大部分的問題出現在前庭系統，推斷原因，孩子平常被限制不能充分的活動，因此在開放的空間，例如體育場或遊樂場時，孩子會變得活動性比較高，也比同齡小孩玩得瘋狂一些，這樣的表現顯示孩子的感覺統合在前庭系統部分得到的刺激是不夠的，因此大腦會直接下命令，要他去多動一些。

評估 3 好奇心過強。

孩子遇到新奇的東西是否會馬上衝去看，或在大人講話時容易插嘴，無法三思而後行？孩子經常等不及老師把問題問完，就急著馬上

回答；若有同學拿出新的東西，他就馬上搶過來看。孩子並不是不遵守規則，而是他們的衝動性比較高，在感統部分得到刺激之後，大腦會覺得這個刺激是新鮮的、有趣的，由於大腦沒有將這些刺激做適當的處理和抑制，導致接受到刺激就立刻變得很興奮，於是就馬上被吸引而立刻去接觸這項刺激、想跟這些刺激做互動，因此表現出來的行為就是好奇心過強、衝動性偏高。

評估 4 與大人講話時經常恍神、發呆或分心。

孩子的大腦如果不能處理周遭的各種訊息，就無法專注於他應該選擇的訊息上，因此在跟媽媽講話時，身旁的刺激反而更能吸引孩子，這是因為孩子的大腦除了聽眼前的媽媽講話以外，還要去處理媽媽講話的內容，並且去構思如何跟媽媽互動，這樣的過程對大腦來說是很繁瑣的。如果這個時候旁邊有人拍球走過去，或是身邊出現其他聲響，這類的孩子由於大腦沒辦法處理各種訊息，就會很容易受到不相關訊息的干擾。要改善這個狀況，除了感覺統合的練習之外，如果家長需要好好的跟孩子溝通時，建議找一個沒有其他刺激的環境，例如，安靜的房間，而且旁邊不能放置會吸引孩子的玩具，再跟孩子好好的對話。

評估 5 孩子是不是動作緩慢，感覺動作總比別人慢半拍？

孩子的感覺統合如果出現問題，在動作上就會比較緩慢。最常出現的狀況是不知道自己該做什麼，當同學都已經出去排隊了，他還在教室裡慢慢整理書包，或是老師請他幫忙發作業給同學，他漫無章法的東發一本、西發一本，甚至會漏掉一些同學。

大部分的人可能會認為這是孩子不專心的緣故，但其實這是孩子的感覺統合出現問題，導致他的行為組織能力沒有那麼優秀，不能把事情的步驟好好組織起來。因此孩子想到什麼就做什麼，做任何事情的時間會拉長，效率低落，我們會感覺孩子做事情就是拖拖拉拉的。

評估 6 是否會聽錯大人的指令？

媽媽講東孩子卻往西，媽媽會覺得孩子是故意調皮搗蛋，然而這是因為在大腦感覺統合的過程當中，孩子將訊息聽進去之後，做了錯誤的判斷，因此在表現上就無法達到媽媽的期望。媽媽請孩子幫忙時，常常會一次告訴孩子該做的事情，例如把外套拿過來放在椅子上，然後把水壺拿給我，結果孩子卻做出了把水壺放在椅子上，把外套拿給媽媽的行為！這就是大腦無法將聽到的指令轉化成正確的「動作計畫」所導致的結果。

評估 7 孩子看起來聰明，但成績卻是落後的？

感覺統合需要加強的孩子，並不代表他的智商是低的，甚至他還有可能比其他孩子來得聰明，只是在運用上遇到困難，尤其在學習的部分。因為學習的過程不只是靠聰明才智，還需要更多認知及融會貫通的能力，這部分就需要大腦的感覺統合去做精細的處理。這類孩子，當老師在課堂上問他問題時，他可能反應很快，立刻回答；但遇到考試或測驗時，他的成績卻會落後，主要原因在於孩子面對考試時，他的大腦是否能抽取出他過去所學習的，並且加以整理，解答試卷上的題目。

評估8 力量控制不當。

　　孩子是不是在關門時特別大力？即使你請他小聲一點，他都會說「有啊，我有輕輕的關啊！」孩子會在不自覺當中沒有控制好力量，這是由於大腦在控制動作時，無法協調好肢體動作，造成動作太重或太輕，甚至遇到水溝時，因為跨不過去而一腳踏進水溝裡。這都是由於大腦沒有協調好身體的姿勢和動作，導致表現出來的力量控制不當所造成的結果。

評估9 孩子外表看起來比較髒亂，衣服常沒有穿好？

　　感覺統合需要加強的孩子，對於各種感覺沒有辦法處理得很妥當，因此也沒有辦法注意到自己的外觀上是否有改變，例如衣服沒有紮到褲子裡，或襪子一邊高一邊低等，這都需要觸覺來幫助孩子做檢視，當孩子沒有感覺到這樣的訊息時，他就不會覺得自己的外觀上有任何的改變，但在其他人眼中，這樣的孩子在外觀上就不夠整潔。如果經過感覺統合的加強，他們會表現得更好。這會比一直提醒孩子要把衣服紮好、要把襪子穿好，來得輕鬆一些。

評估10 孩子是不是做事沒有耐心？

　　孩子在讀書甚至是玩遊戲時，如果持續性不高，兩至三分鐘就離開了，一般我們會認為是孩子專注力不足的問題。事實上，從感覺統合上來解釋，這是由於孩子的肌耐力不足，無法維持同一個姿勢太久，因此孩子會感到疲累，加上大腦沒有辦法好好處理在遊戲當中或是學習時候的感覺訊息，會覺得「不好玩」而缺乏興趣，因此孩子的

專注力當然不夠。除了加強孩子專注力之外，我們更需要改善孩子的感覺統合，讓他的肌肉更有力量、可以坐得更久，並且讓大腦處理各種訊息的速度變快，孩子才能從學習當中獲得樂趣。

評估 11 情緒起伏是否過大？是否容易哭鬧或大笑？

感覺統合除了幫助孩子能有正確的行為，也幫助正確的表達情緒。有些孩子得到刺激，大腦卻沒有做出正確的解釋，例如有人輕輕拍他，大腦卻放大解釋為有人用力打他，他的情緒當然就會變得不好，大家就會覺得，這個孩子容易發脾氣。有些孩子遇到別人講笑話或遇到好笑的事情時，別人只是輕輕的笑過，他卻會笑得很久，甚至是笑到地上打滾，這也就是大腦把得到的訊息過度放大了，因此孩子會表現出異於一般人該有的行為。

評估 12 是否會出現不自覺的動作？

孩子坐在椅子上時，是否會把椅子翹起來，坐「兩腳椅」，或甚至開始搖晃椅子？有些孩子會不自覺的搖頭晃腦，或咬手指頭，從感覺統合上來說，孩子是在經由這樣的過程當中得到刺激。孩子為什麼要搖頭晃腦？為什麼要去搖晃椅子？這是為了得到速度前庭覺的刺激。為什麼孩子咬手指頭會讓他覺得有安全感呢？主要是經由嘴唇跟指尖敏銳的觸覺，來幫助大腦得到足夠的觸覺刺激，進而讓大腦的神經系統可以穩定下來，也就建立了足夠的安全感，這樣的孩子我們都可以解釋成：需要感覺統合遊戲的加強。

評估 13 孩子平常是否看起來比較懶惰？

　　感覺統合需要加強的孩子，由於整體的能力比較落後，當力量不夠，卻要維持一段時間，他們就會儘量去找比較省力的方式去進行活動。因此這些孩子能躺就不坐，能坐就不站，只要有地方可以靠，他們就會靠著，因為這是最省力的方式。這樣的孩子主要是由於肌耐力不足、張力較低。這類孩子可能會拒絕一些勞務，或是需要動腦、動體力的事情。因為從事這些活動，會讓孩子的大腦比較疲累，甚至因此表現出爸媽不滿意的結果，而遭受責備，所以這類孩子能不做事儘量不做事。

孩子的感覺統合評估表

☐ 孩子對於大的聲音會過度反應或恐懼。

☐ 活動量是否比同年齡孩子來得高？

☐ 好奇心過強。

☐ 與大人講話時經常恍神、發呆或分心。

☐ 孩子是不是動作緩慢，感覺動作總比別人慢半拍？

☐ 是否會聽錯大人的指令？

☐ 孩子看起來聰明，但成績卻是落後的？

☐ 力量控制不當。

☐ 孩子外表看起來比較髒亂，衣服常沒有穿好？

☐ 孩子是不是做事沒有耐心？

☐ 情緒起伏是否過大？是否容易哭鬧或大笑？

☐ 是否會出現不自覺的動作？

☐ 孩子平常是否看起來比較懶惰？

註：如果孩子在這些項目中包含4項以上，建議家長可以帶孩子做進一步的評估。

父母也會有
感覺統合問題？

　　我們通常認為感覺統合的問題發生在孩子身上，然而事實上，帶孩子來上感統課的爸媽也偶有感覺統合的問題，例如，有媽媽在教孩子剪紙時，自己剪出來的紙比孩子還糟糕，會剪出歪歪曲曲的鋸齒狀；爸爸跟孩子玩球時，發現自己拍球的能力不如孩子，尤其在兩手輪流拍時，竟然沒辦法協調，而常常讓球溜掉。

成人的感統問題　可能影響工作表現

　　爸媽也許會覺得，自己只是缺乏練習，反正已經是大人了，不需要做改變。其實，這就是感覺統合的問題，例如，媽媽剪紙剪不直，其實是手的穩定度不足，因此做菜時也常常會切到手；爸爸雙手不協調，無法輪流拍球，用電腦打字時速度較慢，也經常敲錯鍵盤、打錯字。

　　父母的感統問題，可能影響工作表現或延伸到其他方面的表現，是不是需要接受感覺統合的訓練呢？答案是，不需要。因為發展時間已過：大人不需要常常剪紙；除非是運動員，也不需要常常拍球。當然，經由簡單的感統活動，大人還是能有些許程度的進步，然而大人也可用「自我提醒」的方式，告訴自己要表現好一些，改善自我控制的能力。

　　但是對於孩子來說，他們正在學習成長，有較長的時間需要經歷美勞或體育課等遊戲或活動來幫助學習，因此感統問題在孩子身上會明顯一些。

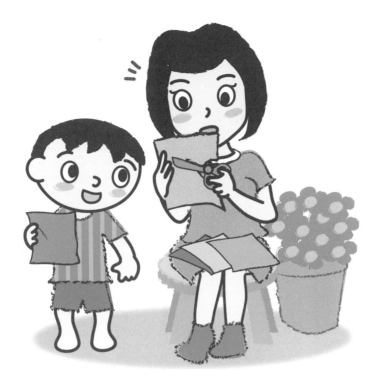

家長可能也會有感統問題，像是剪紙剪的比孩子還糟。

張老師的
小提醒　　親子一起玩，效果更顯著

　　或許爸爸媽媽會覺得，幫孩子設計的這些活動遊戲很幼稚，但是我們仍然建議爸媽可以跟孩子一起遊戲，因為你跟孩子可能會一起進步；孩子也會因為你的參與，而更有動機接受這些遊戲的刺激，那麼感覺統合的刺激所帶來的效益和成長速度會比較快。

　　臨床上發現，經由專業的感統訓練來幫助孩子提升能力，通常需要半年以上才能看出成效；如果家長能跟著孩子一起遊戲，並且每天持續做，大約三到四個月就能有明顯的改善和進步。

以前的孩子
沒有感統的問題？

　　以前的孩子也會有感覺統會的問題，只是比較少。為什麼呢？我們提到，感覺統合需要得到各式各樣的刺激，過去的孩子生活環境比較寬闊，學業壓力沒有那麼重，所以孩子在放學後，可以盡情遊玩，而在遊戲過程中，孩子就能得到足夠的刺激，進而促進感覺統合的發展。

教育方式及環境的改變？！

教育方式的不同

　　隨著時代的演進，我們希望孩子是靜下來學習的，因此孩子有較多的時間是坐在教室裡聽講，甚至為了補強應付考試的學科，體育課經常被其他課程借用，因此孩子活動的時間和機會減少了，得到的刺激也就不夠。

　　而以前的孩子如果上課不專心，站起來到處走動、講話，可能會受到打手心或罰站的體罰，或被剝奪掉一些權利，例如下課不能出去等等，孩子為了避免受罰，於是強迫自己要能坐得住、要能夠好好學習。但現在推行愛的教育，無法用比較負面的方式來管教孩子，老師或父母如果沒有採取正確的教育方式，就會覺得「我管不動孩子」，因此就會讓感覺統合的問題變得更為明顯。

環境的改變

硬體上，都市叢林裡的建築物，越蓋越多、越蓋越高，孩子可以看到天空的機會越來越少，活動的空間越來越不夠，所以孩子得到的刺激減少了。由於工業化、社會化的過程，污染也提升了，有研究指出，孩子的感覺統合會出問題是因為重金屬或污染物所導致，由於神經的傳遞出現問題，感覺統合的發展就比較落後一些。

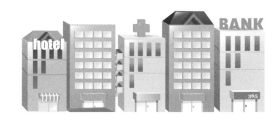

張老師的小提醒　　競爭壓力過大喪失自由探索機會

現代孩子的生活環境並不如以前快樂，因為孩子從小的競爭壓力比較大，孩子從兩至三歲開始就要背三字經、論語；學鋼琴、學畫畫、學各種才藝。其實，這些「才藝成就」雖然會讓孩子在學齡前的表現看起來很傑出，但這也只是滿足了家長自己的虛榮心。因為這使得孩子喪失了自由探索的時間以及感統刺激的機會。

到了小學，需要動腦學習的時候，孩子由於感統刺激不足，因此靜不下來、坐不穩、沒辦法久坐，所以沒辦法專心聽課。很多孩子在上了小學之後，成績一落千丈，甚至連過去的才藝技巧都可能會喪失掉，這並不是孩子變得不認真，或是他不聰明，而是我們必須幫助他重新建立感覺統合的部分。

醫學發達為孩子貼標籤？！

為什麼近年來，不論是感覺統合有問題或過動兒、自閉症的兒童越來越多？除了醫學的發達，讓我們診斷更準確之外，歐美國家的醫學專家指出，這可能是人類演化的結果，人類演化指的是基因受到改變，只是目前的科學還沒能找到基因受到了哪些改變。

雖然過動症、自閉症兒童不見得跟其他人一樣容易適應現在的生活，不過現在的醫學不再只是希望把他們改變成和正常人一樣，而是試圖發展出適合他們生活和學習的環境，因為他們的基因雖然不適合當前的環境，卻可能是將來的環境當中，較能生存下去的重要分子。

此外，隨著感覺統合、過動兒、自閉兒這些名詞較被大家熟知，很多人就會很容易將孩子對號入座。有些學校發現剛上小一的孩子，或從低年級升上中年級時，面臨轉換教室或重新分班的情況，孩子因為還來不及適應改變，因此上課出現情緒不穩定、坐不住的現象，這是情有可原的，但是，如果我們沒有給予孩子時間適應，或沒有細心觀察孩子的困擾，就會建議他到醫療院所接受治療。

給孩子時間適應新環境

而根據老師父母所描述的這些的症狀，醫生很可能直接診斷孩子是「有問題的」。如此一來，反而是幫孩子貼了不恰當的標籤。因此，當孩子轉換新環境，應該最多給予孩子三個月的時間適應，再從中觀察。畢竟每個孩子的適應能力不同，在這三個月當中，老師可以跟家長做溝通，或跟諮詢單位、醫療院所討論，找出方法來幫助孩子。其實大部分的孩子都可以在對的方法下改善，並不是所有孩子都是有問題的。

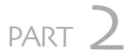

PART 2

具速度感的
前庭刺激遊戲

♥ 認識前庭系統

♥ 自我評估：我的孩子有前庭系統整合問題嗎？

♥ 親子一起玩前庭遊戲

（詳見《40 招親子一起玩的感統遊戲小別冊》P. 8）

認識前庭系統

案例

　　三歲的小光某天看到理髮院的旋轉霓虹燈，覺得新奇，回家之後就開始模仿霓虹燈，不停的旋轉身體，小光喜歡上這樣的遊戲，他一直旋轉、一直旋轉，轉個不停。剛開始，爸爸覺得小光這樣很可愛，時間一久卻漸漸覺得不對勁，大人光看都覺得頭暈了，為什麼小光怎麼轉都不會頭暈？爸爸帶小光去看醫生，經過評估之後，醫生判斷他是是前庭系統的整合出現狀況。

前庭覺──頭部移動及處理姿勢平衡的主要系統

　　什麼是前庭系統？前庭系統是一個感應我們頭部移動以及處理姿勢平衡的主要系統，是一個最容易被剝奪掉的感覺系統。

　　為什麼小朋友的前庭系統會出現問題？如果父母過度保護孩子，當孩子想要到處探索、四處玩耍的時候，父母擔心他走路會跌倒、爬高會摔下來，騎車會受傷……所以禁止孩子去動作，造成大腦無法獲得足夠的前庭覺刺激，因而無法發展。

　　前庭系統在母親懷孕五至六個月的時候已經發展出來，所以我們常常說的「胎教」，包括一些簡單的運動，例如走路、上下樓梯就提供了胎兒適當的前庭刺激。

　　簡單地說，前庭系統位在眼睛後方、耳朵裡面，左右兩邊各有一組，也就是耳蝸、三半規管等構造。當我們移動頭部，跟地心引力交互作用，不論是前進、後退、上下、左右的移動，都會刺激三半規管，傳遞到大腦，讓大腦知道我們的移動方向。如果我們走路絆倒，大腦會感覺到往前、往下的快速移動，這時候大腦會出現訊息：「快要跌倒了！」然後就會發出指令去調整姿勢，維持身體的平衡。

　　前庭系統提供的這些訊息，可以讓我們在空間中移動時更為靈活和協調。有些孩子動作慢，動作不靈活，賽跑時常常跌倒，都可能跟前庭系統有關。前庭系統也可以幫助我們反應更為敏捷，例如練習跳高或翻滾時，如何控制肢體，在不同的動作中維持平衡，讓我們的動作表現得更好。

前庭系統幫助孩子的 ③ 件事

幫助1 建立適當的肌肉張力

　　張力指的是肌肉的彈性，張力越高，代表緊度越緊。如果是張力非常高的小朋友，肌肉會非常緊繃，因此無法好好的產生動作。而張力低的小朋友，肌肉看起來鬆鬆垮垮的，產生動作時，需要比一般人更多的能量，孩子的能量有限，如果他花較多的力量在產生動作上，耐力就會不夠。當我們有適當的肌肉張力之後，才能控制好自體的動作，讓動作足夠協調，足夠的靈活。

幫助2 建立身體與空間的概念

　　個體在空間要能移動得恰當、快速又有效率，並且不去撞到別人或物品，需要前庭系統的協助。這個運作過程，讓我們身體不會受

到傷害，更可以藉由身體與空間的概念，發展出良好的「動作計畫能力」。什麼是「**動作計畫能力**」？舉例來說，當孩子要穿越教室中其他小朋友的位置，回到自己的座位上，他如何可以快速行走，而不去撞到別人的桌子？

首先，孩子視覺必須要先看好環境中各項可能會阻礙他前進的物品，接下來，要利用前庭覺，了解自己的行動速度為何，才能判斷什麼時候要做適當的姿勢改變，而姿勢要做什麼樣的改變，得經由前庭系統的協助，才能判斷出會不會撞到旁邊的障礙物。因此，前庭系統可以讓我們的動作系統更為敏捷快速，在這過程中，大腦要判斷什麼時候該去做什麼事情，這就是「**動作計畫能力**」。每個人每天在各個環境和時間中移動，每個動作都需要動作計畫良好，才能表現得好，這是大腦經由感覺統合之後，發展出的重要能力之一。

幫助 3 協助我們做好眼球的控制

前庭系統跟平衡有關，也與我們的眼球有很大的關係。因為前庭系統位於眼睛後方，而眼睛位於頭部，當頭部移動的時候，同時會帶動眼球轉向。然而，小朋友上課的時候，卻可以一直看著老師，不論頭部如何搖晃，焦距永遠在老師身上。這項能力，我們稱為「**前庭眼球反射**」，這是由於前庭系統敏銳的整合，當頭向右轉，大腦立刻感覺到速度、方位的改變，讓眼球往左邊移動，因此就可以一直注視著老師。

就像一台坦克車，它的車體和砲台事實上可以分為兩個不同的系統，車子往右轉的時候，砲台還是向左轉，繼續瞄準目標。前庭眼球反射就是如此，而這項前庭系統的功能，除了幫助眼睛的控制之外，更可幫助視覺追蹤的能力，甚至與專注力也有很大的關係。

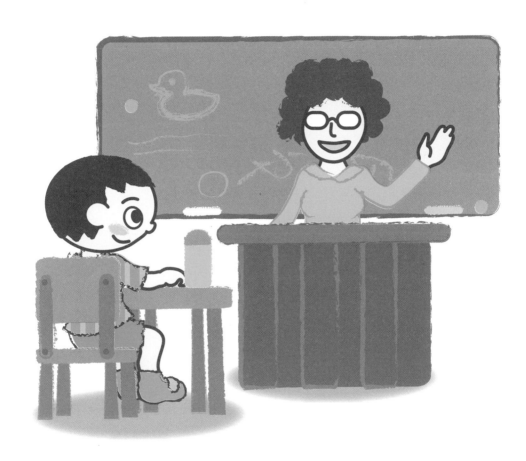

良好的感統可以幫助孩子做好眼球的控制進行聚焦。

我的孩子有前庭系統整合問題嗎？

　　如何知道孩子有前庭系統整合上的困難？我們可以藉由以下 10 個項目來做判斷。如果孩子在這些項目中包含 4 項以上，建議家長可以帶孩子做進一步的評估。

 孩子是否特別喜歡具有速度感的遊戲？

　　孩子是否喜歡讓爸爸丟高高、抱著旋轉，或是自己在原地不停的轉圈圈。前庭系統整合不良的孩子需要較多的前庭刺激來幫助大腦進行整合的動作，因此孩子會不自主的出現自我刺激的現象，或特別喜歡玩速度感的遊戲，例如，在遊樂園玩旋轉咖啡車、雲霄飛車或海盜船，一整天都玩這種速度刺激的遊戲，也不覺得不舒服或疲累。某些喜歡原地旋轉的孩子，不論轉幾圈都不會感到頭暈，這就是因為大腦需要更大量的前庭刺激來獲得滿足。

建議做法

　　父母通常會擔心過度旋轉可能會造成孩子的傷害，然而，為了孩子前庭整合的發展，我們不應該禁止孩子進行這樣的活動，而是應該幫助孩子，建立一個安全的環境，讓孩子不小心碰撞或跌倒的時候能有良好的保護。同時父母也需要觀察，當孩子出現站不穩、臉色發白、反應遲鈍、嘴唇發紫，甚至想吐的現象，這就代表著前庭刺激過度了，此時應協助孩子停止動作。

**評估
2** **經過鼓勵和教導，孩子仍然不敢嘗試盪秋千、溜滑梯？**

前庭刺激整合不良的孩子，有兩種類別，一種是對於前庭刺激的敏感度不夠，另一種則是敏感度過高，對於輕微的移動都感到害怕。盪秋千和溜滑梯會提供孩子速度或高度上的改變，因此大大刺激到前庭系統，對於前庭敏感的孩子，接受到這樣的刺激，會感到恐懼，因此會避免嘗試類似的活動，這時候我們不要勉強孩子，去遊戲、去接受這樣的刺激。

建議做法

應該從少量的刺激著手，例如讓他坐在秋千上輕輕的搖晃，或只是走上溜滑梯，由上往下看，不用真的溜下去，循序漸進的抱著孩子一起輕輕的盪秋千或溜滑梯，增加孩子的安全感，同時提供孩子需要的前庭刺激。當孩子熟悉這些器材，並且前庭整合較為進步後，孩子就會願意去嘗試盪秋千和溜滑梯了。

**評估
3** **孩子是否特別容易暈車？**

為什麼人會暈車？從感覺統合的理論來看，這是由於感覺統合整合不良所導致。坐在車上時，我們看到的是前方座位的椅背，車子移動時，我們和椅背的距離是沒有改變的，因此視覺系統告訴大腦「我們坐在座位上、我們沒有在移動」。但是前庭系統得到的訊息卻會告訴大腦，「我們正坐在車上、我們正在前進、左轉或右轉」由於大腦同時得到前庭系統和視覺系統所給的不同訊息，使得大腦產生了混亂，因而造成了暈車的表現。

當孩子暈車時，我們應該打開窗戶透透氣，或坐在第一個座位看窗外，除了可以呼吸新鮮空氣之外，主要是經由視覺系統得到移動的訊息。眼睛看到旁邊的景物，看到前方的車輛知道我們在移動，加上前庭系統的同步，我們暈車的現象就會降低。

評估 4 孩子是否經常無故走動？

在幼兒園裡，有些小朋友會在上課期間站起來到處走動，或繞著大家跑來跑去，當老師請他停下來，並詢問他原因時，孩子的回答通常是「不知道」。這是由於大腦需要前庭刺激，因此大腦直接下指令，讓身體起來活動。這情況類似無意識下產生的行為，所以當孩子被叫住時，會不知道剛才為什麼會有這樣的動作。在幼兒園階段，老師多半會給予體諒，上了小學後，這樣的行為可能會受到老師遏止。

從感覺統合理論來看，孩子因為得不到足夠的刺激，所以需要「動」來滿足大腦的需求，如果這時候被限制不可以動，孩子會表現得更不安、更躁動。建議老師，當孩子需要活動時，可以將他不合宜的行為合理化，例如孩子在教室裡走來走去時，老師可以請他幫忙發作業、幫老師拿教具，甚至可以在老師監督得到的範圍，讓孩子到操場上跑一跑，或是上下樓梯幾回，這些都可以幫助孩子的大腦去整合前庭刺激，得到足夠的刺激，孩子自然就會靜下來。

評估 5 孩子是否會不經意的搖晃身體？

幼兒園小朋友常常會在老師上課時站起來走動，到了國小之後，孩子的自我控制提升了，不會輕易在上課期間走來走去，取而代之的是「自我刺激」的行為，例如不停的點頭、搖頭，甚至搖晃身體，來滿足前庭刺激。在搖晃頭部和身體的過程裡，前庭系統跟地心引力起了交互作用，因此，大腦會獲得充分的前庭刺激。

建議做法

老師除了提醒孩子上課應有的規範外，可以鼓勵孩子下課時多到操場活動，不論奔跑、跳躍都可以帶給孩子足夠的前庭刺激。然而要注意的是，上課後須要給孩子 3 至 5 分鐘的緩和，讓孩子原地緩慢踏步、擦擦汗，這樣才有助於孩子能坐下來安靜聽講。

評估 6 孩子是否對於坐電梯或手扶梯感到恐懼？

有些孩子不敢嘗試坐電梯或手扶梯，父母可能會覺得孩子是因為沒經驗、害怕電梯裡的密閉空間，或擔心跟不上移動快速的手扶梯而跌倒。這時父母多半會將孩子抱起來，但是，即使在父母的懷裡，孩子仍然會在電梯或手扶梯上大哭大鬧，這並不是由於孩子對這些設備感到恐懼，而是因為這些設備移動時，孩子會得到上下移動的速度刺激，如果孩子對於前庭刺激較為敏感，這樣的移動會讓他感到害怕，再加上被父母抱起來後，雙腳騰空，恐懼感會更為劇烈。

　　此時，父母千萬不要將孩子直接丟入電梯或勉強他去坐手扶梯，可將孩子抱起來、放下，或抱著他移動等方式，讓孩子熟悉前庭速度的改變，讓孩子漸漸有信心嘗試坐電梯或手扶梯；或從較短的手扶梯或只搭乘一層樓的方式練習，讓孩子的恐懼下降，進而願意嘗試並接受這些設備。

評估 7　孩子上下樓梯的速度是否比別人慢？

　　上下樓梯時，我們需要透過眼睛，判斷腳尖和樓梯的關係，進而由前庭系統的協助，了解移動速度，進而改變重心，將腳跨出去。如果前庭系統整合不良，會害怕高度的改變，對於下樓梯感到恐懼，當速度整合處理不良，無法抓準時機跨出腳步，或改變重心放低、抬高等，則需要更長的時間來做好適當的動作計畫，以幫助自己安全且穩定的上下樓梯，因此，速度就比一般人來得慢。

建議做法

　　對於這類孩子，我們首先要排除他人帶給孩子的壓力，例如其他孩子對這樣的小朋友在言語上或動作上的挑釁，會讓孩子得到不必要的刺激，更無法處理上下樓梯的速度。父母也可以利用路邊的石階或門檻，讓孩子練習上下台階的方式，將原本需要花長時間的動作計畫，練習成類似潛意識的自動反應之後，孩子上下樓梯的速度和效率表現就會更接近一般孩童。

孩子是否不知道危險，常常從高處往下跳？

前庭刺激較不敏感的孩子，常常表現出「不知道危險」的行為，他們可能爬到沙發頂端或教室的櫃子上往地面跳，這是因為孩子沒有得到足夠的前庭刺激，所以對於這樣的速度不感到害怕；又由於大腦需要更多的前庭刺激，孩子會變本加厲的出現類似的不適當行為。

建議做法

大人可以教導孩子透過視覺去觀察他目前的高度，讓他判斷這些高度危不危險，除此之外，我們仍然需要提供孩子適當的前庭刺激，如果孩子特別需要由高處往下跳的刺激，我們可以讓孩子可以練習在床上跳躍，或讓孩子在沙發和彈簧床上跳躍，因為孩子在熟悉的環境裡進行感覺統合活動，可以提升大腦整合這些刺激的效率。

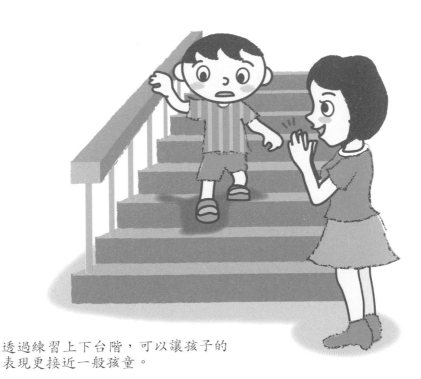

透過練習上下台階，可以讓孩子的
表現更接近一般孩童。

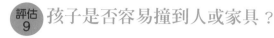

評估 9　孩子是否容易撞到人或家具？

當孩子的前庭系統無法判斷自己的移動速度時，看到障礙物會來不及閃避，因而經常撞到人或家具。這類的孩子在行走時常常表現出「橫衝直撞」，外觀上常常發現手腳有大小不等的瘀青，這是由於對於速度的辨別整合不良，所以無法在適當時機抬起手臂或跨大步越過障礙，因而造成傷害。這類型的孩子有些會自己發展出避免碰撞的動作，例如遇到擁擠的環境會把手舉高，或者走路時習慣大步前進，但這樣的動作除了讓旁人覺得奇怪外，同時也消耗更多的體力。

建議做法

我們要提醒孩子，當他要走路、移動的時候，應該先看好環境的改變，再開始行走。此外，還要給予孩子其他前庭刺激的活動，讓大腦可以整理好這些速度訊息，並且可以有更快的效率來反應這樣的速度，孩子將可以避免走路再碰撞到別人或物品的情況發生。

評估 10　孩子是否對於第一次參與的體能活動感到退縮或者不敢嘗試？

基本上，孩子都喜歡球類運動，但是有些孩子對於球類運動會感到害怕。從感覺統合上分析，球類運動或其他體能活動都需要移動、需要前庭良好的整合。前庭整合不良的孩子，在體能活動上會表現得比其他同學來得遜色，因此孩子會逃避、退縮，其至假借肚子痛、不舒服等藉口來逃避這類活動。

建議做法

　　父母與師長的鼓勵與提醒會很有幫助，從少量的體能活動開始練習，用意並非要求孩子在球類或動作表現上更良好，而是藉由體能活動讓孩子獲得足夠的前庭刺激。應避免過度苛責孩子表現不佳或動作技巧不純熟，當孩子的前庭系統獲得良好的整合之後，在體能活動上的表現就會突飛猛進。

孩子的**前庭覺統合**評估表

☐ 孩子是否特別喜歡具有速度感的遊戲？

☐ 經過鼓勵和教導，孩子仍然不敢嘗試盪秋千、溜滑梯？

☐ 孩子是否特別容易暈車？

☐ 孩子是否經常無故走動？

☐ 孩子是否會不經意的搖晃身體？

☐ 孩子是否對於坐電梯或手扶梯感到恐懼？

☐ 孩子上下樓梯的速度是否比別人慢？

☐ 孩子是否不知道危險，常常從高處往下跳？

☐ 孩子是否容易撞到人或家具？

☐ 孩子是否對於第一次參與的體能活動感到退縮或者不敢
　嘗試？

註：如果孩子在這些項目中包含 4 項以上，建議家長可以帶孩子做進一步的評估。

張老師的小提醒　　改善前庭整合的生活作息建議

　　都市裡的孩子活動空間越來越小、競爭壓力大，因此家長會給予孩子較多的靜態學習課程，而忽略動態活動的休閒娛樂，使得孩子的前庭整合不完整。這容易造成孩子將來在讀書寫字或上課的時候坐立不安。

　　建議讓孩子每天至少有半個小時的活動時間，不論在客廳或公園，只要確保孩子的安全，就放手讓孩子在環境當中自由探索，其實大腦會知道自己需要什麼，而得到足夠的刺激。藉由這樣的活動，孩子才能夠得到足夠的前庭訊息，幫助大腦整合，進而穩定下來，除了動作靈活、反應敏捷外，也能夠提升讀書寫字時的專注力。

♥ 親子一起玩前庭遊戲

（詳見《40 招親子一起玩的感統遊戲小別冊》P. 8）

PART 3

不同材質及溫度的
觸覺刺激遊戲

- ♥ 認識觸覺系統
- ♥ 自我評估：我的孩子有觸覺系統問題嗎？
- ♥ 親子一起玩觸覺遊戲

  （詳見《40招親子一起玩的感統遊戲小別冊》P. 16）

認識觸覺系統

小玲是受到爸媽寵愛的獨生女，爸媽經常擁抱她，小玲也樂於被爸媽擁抱。只是小玲不願意給別人抱，即使是爸媽的親朋好友，大家覺得小玲應該是怕生而已。但是，上了幼稚園以後，老師反應，小玲不喜歡排隊、不喜歡和人手牽手，甚至有人接近她時，她會打別人。有人建議他們到復健科求診，經過職能治療師的評估發現，小玲有「觸覺防禦」的問題。

觸覺——維持與環境良好互動的系統

觸覺是由皮膚底下的觸覺感覺神經受器將得到的各種訊息，例如，穿上衣服給予的觸感；碰撞家具物品的觸感；電風扇、冷氣的氣流吹到皮膚上的感受，或是溫度的各種感覺，傳到大腦之後，才能讓我們跟環境有良好的互動。

若孩子的觸覺過於敏感，有所謂的「**觸覺防禦**」，那麼即使別人輕輕的拍他，他的大腦卻可能會解釋為有人用力的打他，因此就會影響到情緒，甚至出現想要反擊的動作行為。

觸覺系統是所有感覺系統裡面最早出現的，孩子出生後，媽媽的擁抱就幫助孩子開始做良好的觸覺整合，如果父母過度保護孩子，反而讓孩子除了父母擁抱的觸覺刺激外，很少其他方面的觸覺刺激。孩

子得到的觸覺訊息不夠多，大腦就無法做良好的整合，因此孩子對於新的、沒有嘗試過的觸覺刺激會感到害怕，甚至出現逃避或是憤怒的情緒，這也是我們在臨床上常會發現觸覺防禦孩子的最大原因。

觸覺的功能主要有 ③ 個

功能1 建立身體的概念

我們身體分布最廣的皮膚，將得到的觸覺傳遞給大腦，加上視覺和其他感覺的輔助，我們可以知道身體現在正碰觸什麼物品，進而讓大腦知道我手腳的位置在哪裡、我擺的姿勢是什麼樣。透過觸覺的區辨能力，讓我們知道，我們的皮膚哪個部位得到刺激。有時我們明明被蚊子叮到身體上的某個部分，覺得很癢，想要去抓卻抓不到癢處，這不是我們的觸覺有問題，只是身體上的每個部位觸覺敏感度都不同，越靠近末端的肢體，觸覺敏感度越高，例如手指頭、指尖、嘴唇，是觸覺敏感度最高的位置。

功能2 協助學習認識形狀

孩子學習時不是只有「聽」老師說就會，而是需要多元感官學習，孩子必須經由聽覺、視覺甚至操作學習。例如，認識圓形，老師可能給孩子一顆球，或是一個圓形積木，孩子要「看到」手上的東西是圓形；「摸到」的是沒有角的平滑面；還有「聽到」老師告訴他這個是圓形，把視覺、聽覺、還有手上的觸覺，種種感覺整合得好，孩子就能很快學習到：圓形是什麼。

功能 3 可以達到自我保護的目的

當我們走在路上遇到尖銳的石頭，會把腳抬高；靠近瓦斯爐，會感覺到熱，而立刻離遠一點，這些都是因為觸覺得到的刺激而產生的反射動作或自我保護的機制。皮膚感受到觸覺，可以讓我們產生正確的行為來保護自己，然而這樣的保護機制會影響情緒。例如我們抱著小貓，從頭部往尾部的方向摸，小貓會覺得很舒服，乖乖待在你的懷中，如果你反過來，從貓的尾巴往頭摸，小貓可能會發脾氣，開始咬你、抓你。由此可見，如果能夠給予適當的觸覺刺激，可以幫助情緒穩定。

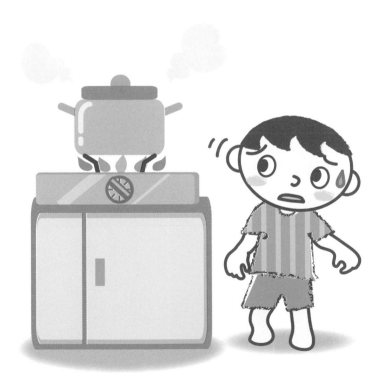

觸覺可以幫助孩子保護自己。

自我評估 我的孩子有觸覺系統問題嗎？

我們可以藉由以下 10 個項目，來了解孩子的觸覺系統是否發生了狀況：

評估 1 孩子是否對於衣服標籤，或新的衣服感到不自在？

觸覺過於敏感的孩子，對於不熟悉的觸覺刺激會有很明顯的排斥情緒和動作，臨床上最常發現的是，孩子對於衣領上的標籤，感到不自在，因此，媽媽買了新衣服如果忘記先將衣服洗過一次，或沒有把標籤剪下來，孩子穿上後會感到非常不自在，全身彷彿有蟲子在咬，沒辦法好好坐下來專心念書、沒辦法處理周遭其他訊息，因此，孩子的表現上就會出現坐不住、扭來扭去的樣子，甚至無緣無故發脾氣。

建議做法

除了改善孩子的觸覺系統外，買了新衣服後，不妨先洗過幾次、把標籤剪掉，讓孩子在沒有過度干擾下，順利完成他應該做的事情或是學習。

評估 2 孩子睡覺時是否喜歡摸著被角、抱著枕頭或玩具？

觸覺系統可以幫助孩子情緒穩定，因此有些孩子晚上不容易入睡，需要更多的觸覺刺激來幫助穩定神經系統，於是這些孩子就會出現摸被角、抱枕頭的現象，藉由擁抱或手摸玩具的觸覺刺激，讓大腦

專注在觸覺訊息上而排除周遭其他過度的干擾，使神經系統穩定並順利入睡；有些孩子甚至會不讓家長清洗他的被子，因為孩子不僅喜歡摸被子，也習慣要聞它的味道。

建議做法

如果在家裡，不必要求孩子改變這樣的習慣，如果離開家，到了團體或到外面露營時，這樣的行為可能就要制止或轉移，例如，抱絨毛絨娃或其他合適的物品，同樣可以幫助孩子穩定情緒而安然入睡。

評估 3 孩子是否常常會吸手指頭或咬指甲？

有些孩子常會出現咬指甲或吸吮大拇指的現象，家長或許會覺得這是因為孩子太早戒奶嘴或缺乏安全感。從感覺統合的角度來看，手指頭是觸覺最敏感的地方，藉由吸吮手指或咬指甲的過程，可以得到強烈的觸覺刺激，進而穩定神經、穩定情緒。

建議做法

當孩子在吸吮手指頭或咬指甲時，表示孩子可能有些焦慮、缺乏安全感，或他平常的觸覺刺激不夠，這時除了安撫孩子的情緒之外，更可以藉由其他的觸覺刺激方式，幫孩子達到穩定情緒的效果，避免孩子吸吮手指時將細菌帶入口中。

評估 4 孩子對於身上的小傷口是否很在意，或是完全沒感覺？

　　觸覺必須有一定的敏感度，才能知道個體跟外界互動的結果，像是碰撞後的瘀青或傷口。觸覺敏感度偏低的孩子，對於受傷了可能渾然不知，需要別人的提醒才會發現。而觸覺敏感度過高的孩子，小小的碰撞後，即使沒有傷口或紅腫，他也可能會痛得哎哎叫，讓人感覺到有些小題大作。

建議做法

　　如果孩子特別在意身上的小瘀青或小傷口，表示他的觸覺敏感度高於其他孩子，這類孩子會從身體的不舒服擴張到心裡的害怕，此時需要父母的陪伴，並讓他了解，傷口不會造成太大的傷害。另一類孩子對於身體的傷口沒有感覺，這時我們要幫助孩子，教他隨時檢查自己的身體，尤其是四肢是否有受傷，讓孩子知道如何保護自己的安全。

評估 5 孩子是否跌倒了都不會喊痛？

　　觸覺敏感度過低的孩子，大腦對於較輕微的觸覺刺激通常置之不理。一般孩子跌倒時，可能會哭著找媽媽，但敏感度低的孩子跌倒了，卻沒什麼感覺，站起來繼續跑跳，甚至跑了幾步路之後，回頭看見地上滴著血，才發現自己有傷口，或是回家洗澡時媽媽才發現。

建議做法

　　對於觸覺敏感度較低的孩子，除了教導他保護自己的安全外，也要提供足夠的觸覺刺激的訊息，幫助大腦重新整合。

孩子是不是到了新的環境喜歡東摸摸、西摸摸，甚至破壞物品？

　　觸覺敏感度過高或過低的孩子，都代表觸覺整合不夠良好。要達到良好的觸覺整合，需要提供大腦有更多的觸覺訊息，讓大腦學習如何做整理，所以當孩子到了一個新的環境，常常就會用觸覺來認識他所面對的環境，例如，用手去觸碰新奇的物品。父母最擔心帶這類孩子去百貨公司或朋友家，因為他們常常會把展示的玻璃杯打破，或不小心破壞朋友家裡的家具。

建議做法

　　面對這類孩子，除了平常給予觸覺刺激的練習之外，也可以藉由行為教導，讓他知道，哪些地方可以讓他藉由觸覺去探索，哪些地方是不能這麼做的。我們也可以利用替代物品，如孩子喜歡的玩具或積木，讓他握在手裡，讓大腦得到足夠的觸覺刺激，就不必從環境中東摸西摸來得到他所需要的感覺訊息。

孩子是否不喜歡洗頭、洗臉和刷牙？

　　許多媽媽遇到孩子不喜歡洗頭洗臉的狀況時，多半認為孩子是害怕水或曾經嗆到水，所以不喜歡這樣的行為。從感覺統合角度來看，孩子的觸覺整合尚未完整，洗頭洗臉的時候，眼睛閉起來了，孩子只能單純的從觸覺刺激來感覺水淋在頭上的變化、毛巾擦在臉上的感覺；由於孩子不習慣、也沒辦法好好的處理這些訊息，因此孩子會感到害怕和逃避。

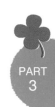

　　至於刷牙的時候，牙刷的刷毛不僅清潔牙齒，同時也刺激牙齦，這樣的觸覺刺激可能會讓孩子感到不舒服。

建議做法

　　要處理這樣的現象，除了改善孩子的觸覺系統以外，更可以利用其他的感官輔助，例如，利用鏡子讓孩子藉由鏡子裡的影像看到媽媽如何幫他洗頭；擦臉時先幫孩子擦一半的臉，再擦另外一邊，讓孩子看到毛巾是如何在自己的臉上運作；刷牙時，讓孩子看看牙刷如何在口中運作。孩子了解即將面對什麼樣的狀況，就比較不會感覺到害怕，進而可以開始接受這些刺激。

評估 8 孩子弄髒手時，是否會非常生氣？

　　有些孩子對於一些不常接觸的觸覺刺激感到特別敏感，例如，原本開心的在畫圖，手突然沾到顏料；愉快的用餐時，卻將湯汁灑在自己的身上，孩子會被這些不在預期中所獲得的觸覺刺激激怒，感到情緒不舒服，甚至會開始大哭大鬧。這是由於大腦可能沒有經歷過這樣的經驗，或是這些顏料帶給孩子不舒服的感覺，因此，這些觸覺訊息傳遞到大腦，讓大腦產生了厭惡的反應，於是孩子開始哭鬧。

建議做法

　　在這樣的狀況之下，我們其實不必急著幫孩子清理乾淨，不妨讓孩子趁這個時候去感受這些額外的刺激是什麼樣的感覺，當孩子不再覺得那麼可怕的時候，下次再發生相同的狀況，孩子才能從容的配合家長清理這些湯汁或顏料。

孩子是否會喜歡摸特殊材質的物品，例如，媽媽的頭髮或絲襪？

有些孩子需要一些特殊的感覺刺激，例如一直摸著媽媽的頭髮，或著迷絲襪的觸感。這些孩子的大腦因為對於觸覺整合得不夠完整，因此會下達命令，讓孩子去尋找需要的觸覺刺激，而這些特殊材質的物品就成了孩子的最愛。當孩子出現這些行為時，媽媽如果立刻制止，反而會讓孩子變本加厲甚至提升了想去觸摸的動機。

建議做法

從感覺統合的角度來看，當孩子得到足夠的刺激之後，自然而然就不會去尋求這樣的感覺訊息。所以，家長若覺得觸摸頭髮或是絲襪並不恰當，可以積極尋找其他可替代的物品，像是娃娃或其他的玩具，幫助孩子適當的轉移注意力，孩子得到觸覺刺激的來源將會從媽媽身上轉移到其他物品，表現會變得比較正常。

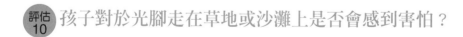

評估10 孩子對於光腳走在草地或沙灘上是否會感到害怕？

皮膚覆蓋我們全身各處，也包括腳底。孩子平常會穿著襪子或鞋子，因此腳底得到其他刺激的機會很少，很多孩子第一次光腳踏在草地或沙灘上時，會感到不舒服甚至恐懼。父母通常會認為孩子不敢走在草地是因為怕髒；害怕走在沙灘上是因為太燙。

建議做法

　　事實上，孩子只是單純對於這樣的觸覺訊息不熟悉而已。因此跟孩子解釋草地不髒、沙灘走一走就不會感覺到熱，是沒有用的，必須讓孩子有更多的經驗和時間去準備，讓他願意嘗試踩踏在草地或沙灘上，孩子才能將腳底得到的訊息傳遞到大腦，當大腦整合好之後，孩子自然就不會感到害怕，甚至反而會喜歡在草地上打滾、在沙灘上奔跑。

孩子的觸覺統合評估表

☐ 孩子是否對於衣服標籤，或新的衣服感到不自在？

☐ 孩子睡覺時是否喜歡摸著被角、抱著枕頭或玩具？

☐ 孩子是否常常會吸手指頭或咬指甲？

☐ 孩子對於身上的小傷口是否很在意，或是完全沒感覺？

☐ 孩子是否跌倒了都不會喊痛？

☐ 孩子是不是到了新的環境喜歡東摸摸、西摸摸，甚至破壞物品？

☐ 孩子是否不喜歡洗頭、洗臉和刷牙？

☐ 孩子弄髒手時，是否會非常生氣？

☐ 孩子是否會喜歡摸特殊材質的物品，例如媽媽的頭髮或絲襪？

☐ 孩子對於光腳走在草地或沙灘上是否會感到害怕？

註：如果孩子在這些項目中包含 4 項以上，建議家長可以帶孩子做進一步的評估。

♥ 親子一起玩觸覺遊戲

（詳見《40 招親子一起玩的感統遊戲小別冊》P. 16）

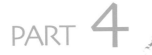

PART 4

活動肌肉關節的
本體刺激遊戲

♥ 認識本體覺系統

♥ 自我評估：我的孩子有本體覺系統整合問題嗎？

♥ 親子一起玩本體覺遊戲

（詳見《40 招親子一起玩的感統遊戲小別冊》P.24）

♥ 認識本體覺系統

　　小睿經常跌倒，而且跌倒的地方並不是台階或地上有障礙物，小睿連走在平地上都會跌倒。在教室時，也常撞倒同學的椅子或撞歪別人的桌子，但小睿自己卻沒有感覺。

　　媽媽觀察，小睿走路時總是低著頭看自己的腳，若他沒有這麼做，就容易跌倒。而小睿喝完水，要將杯子放在桌上時，經常沒放準而摔破；畫畫課時，美術老師發現，小睿除了沒有辦法將顏色塗在框線內，在換蠟筆顏色時，也沒辦法將蠟筆放回原位。除此之外，小睿上課時也容易彎腰駝背，讓人覺得不專心、沒精神。媽媽擔心孩子上課的狀況，也擔心孩子常常跌倒造成傷害。經過檢查發現，小睿的狀況是因為「本體覺整合不良」。

本體覺——肌肉與關節的感覺

　　簡單的說，本體覺就是肌肉與關節的感覺。當我們在產生動作，例如，舉手投足、走路的時候，由於肌肉的收縮讓大腦知道我們的手、腳或其他部位擺放的位置和姿勢，因此我們可以不需要視覺，就可以產生正確的動作，閉著眼睛也能拍手、可以摸得到肩膀，甚至可以摸到腳趾頭。這一連串的動作，主要依賴本體覺的幫助。

　　當本體覺整合良好的狀況下，我們的視覺就可以放在對於環境的觀察及其他物品的認知，而身體動作就可以不必過度依賴視覺的輔

助，在走路、跑、跳或攀爬時，知道如何運用手腳，讓我們的肢體更為和諧。

本體覺整合不良的孩子，需要視覺的輔助，例如，孩子在抄寫作業時，無法直接看著黑板抄寫，常常抬頭看一個字再低頭寫一個字，或無法跟著老師同步做體操，經常慢半拍，因為他必須看好老師的動作之後，再將自己的視線轉換到自己的身上，看著自己的手腳，才能做出正確的動作。因此這類孩子通常被認為不專心。事實上，這是因為他們需要更多的時間才能控制身體，做好動作的計畫。

本體覺系統幫助孩子的 ❸ 件事

幫助1 建立身體的概念

經由肌肉的收縮，神經受器將訊息傳到大腦，在大腦中建立了「身體地圖」，也就是身體影像。大腦藉此知道手腳的位置後，才能操控手腳，產生正確的動作。具有良好的身體概念，才能在環境中行動自如，例如，我們看著台階，就知道腳要抬多高；孩子在跟隨老師做體操時，眼睛看著老師的動作就可以內化到自己身體上，產生適當的動作，快速跟上老師的節拍，做出正確且協調的體操。這樣的能力主要就是因為本體覺提供了良好的肌肉收縮及放鬆回饋到大腦，幫助我們了解身體各部位的狀態。

有些孩子玩捉迷藏時，身體躲進角落，手腳卻露出來，這就是由於孩子還沒建立好本體覺的整合，因此沒有良好的判斷自己手腳的位置。藉由動作、觸覺的輔助訓練，可以讓孩子的本體覺系統發展良好，幫助孩子建立身體概念。

幫助2 做出良好的動作計畫

　　當孩子的本體覺整合良好之後，大腦才能充分獲得身體手腳的資訊，進而做好動作計畫。例如，要往上踏一個台階時，除了視覺可以看見我們和台階之間的相對距離以及台階的高度外，更需要本體覺良好的整合來讓大腦知道：腳需要多少的力量抬高，才足以踏上階梯；在腳抬高、移動的時候，重心要如何轉變；雙手的擺動姿勢要如何改變，才夠維持平衡……等一連串的動作計畫能力。

　　本體覺處理不良的孩子，經常會出現許多看起來笨拙的動作，例如孩子要去拿一個東西，常常會嘗試先伸手去拿，發現拿不到再把手縮回來，接著移動身體，再伸手去拿，有時又移動過頭，反而拿不到東西。所以這類孩子的動作常常會受到其他同學的嘲笑，這不僅是孩子本體覺的問題，更可能影響到孩子的心理狀況，因此，我們必須從本體覺開始，建立孩子的自信心，孩子才會有良好的動作計畫表現。

幫助3 維持姿勢及情緒穩定

　　本體覺幫助孩子擁有良好的身體概念，做出良好的動作計畫，所以孩子可以做正確的動作判斷以執行，並維持穩定的姿勢。例如上課坐得正，走路走得穩。擁有穩定姿勢的狀態下，孩子不必時時刻刻擔心肢體是否出現不正確的動作，反應能力才能提升。如果孩子總是覺得坐不穩、不知道手腳的位置，會顯得不安而動來動去，進而影響上課的專心度及日常生活的表現，故良好的本體覺整合，也可幫助情緒的穩定。

自我評估

我的孩子
有本體覺系統整合問題嗎？

父母可藉由以下 15 項評量來觀察孩子平常的表現，了解孩子是否有本體覺整合的問題。

 評估 1 孩子在家中或教室中走路是否容易撞到桌腳？

本體覺整合不良的孩子，無法判斷自己的位置或沒有良好的感覺，因此走路常會太靠近桌子，或是在雙手擺動的過程中撞到桌子。這樣的孩子常常會被認為是故意調皮搗蛋、故意破壞物品。

建議做法

事實上，這是因為本體覺整合不良所導致，如果我們沒察覺孩子的本體覺問題而一味怪罪孩子，甚至認為他不專心，孩子會覺得被冤枉、心理受到傷害而出現變本加厲的破壞行為。我們可以幫助孩子，帶他看清楚桌、椅等障礙物的位置，先帶他走過幾次，熟悉後再讓他在這個環境中行走移動，相信孩子的狀況就可以獲得改善。

評估 2 孩子的動作總是慢半拍？

本體覺整合不良的孩子，對於視覺整合後產生動作需要多花一些時間，因此動作總是會慢半拍。我們可以觀察，孩子在幼兒園跟著老師做體操時，動作是否比其他孩子緩慢，如果是，就可能是本體覺整合的問題。

79

爸媽可以用落地鏡來幫助孩子練習，與孩子一起面對鏡子，讓孩子只要往前看就可以同時看見自己和大人的動作，免去面對面動作時的左右對照問題。當孩子照著鏡子裡的大人動作做之後，本體覺能力自然提升，平常跟著老師做體操的表現就會進步。

評估 3　孩子走路是不是常常低頭？

本體覺整合不良的孩子，因為無法良好感覺肢體的動作，需要依賴視覺的輔助，所以這類孩子走路時，必須看著雙腳的位置，才能判斷抬腳的高度以及腳跨出的距離，進而做出正確的動作。

當孩子經常低頭看腳，容易忽略周遭的危險，例如車子或坑洞，父母可以在孩子的雙腳上綁沙袋增加重量，藉由重量的刺激，幫助大腦認知雙腳的位置，以及雙腳傳回來的本體覺訊息，有助於孩子走路時抬頭挺胸、提升走路時的安全性。

評估 4　孩子是否常常走沒幾步路就要爸媽抱抱？

本體覺整合的問題會導致全身張力的不足，張力影響肌肉的耐力，因此這類孩子看起來會比較懶惰一些，沒走幾步路就喊累要求爸媽抱抱。

建議做法

　　不妨請孩子練習走斜坡或爬樓梯，增加雙腳的力量。同時利用行為矯正的方法，當孩子想要抱抱時鼓勵他多走幾步路，例如孩子走十步，爸媽就抱著他走十步，孩子想要爸媽抱多久，就必須自己先走多少路。當孩子想讓爸媽抱抱的時候，就必須更努力走路，自然而然提升了雙腳的力量及本體覺的能力。

評估5 孩子拿在手上的東西是不是常常不知不覺的掉下來？

　　當我們手上拿著東西時，除了要用眼睛看，更要經由觸覺和本體覺的刺激，讓大腦知道手上有物品，然而本體覺整合較落後的小孩，除了無法良好感覺手上有東西外，也會因為肌肉張力不足的關係而感覺到疲累、鬆手，使得手上的東西掉落地面。

建議做法

　　藉由黏土、麵粉團，或轉螺絲螺帽的方式加強訓練孩子的手部肌肉，不僅可以提供孩子手指頭的動作訓練，還有助手部本體覺的整合，讓孩子拿東西、操作物品時更為順利。

評估6 孩子關門時是不是很用力，造成很大的聲響？

　　本體覺整合有狀況的孩子在動作計畫上經常會力量控制不當。因此這類孩子常常關門很大聲，或打招呼時特別用力，而被誤認為是在鬧情緒。事實上，這是因為孩子無法良好的控制自己的力量。

對於這樣的孩子，除了提醒他放輕動作之外，更可以藉由本章節的活動，加強全身的本體覺整合。當孩子的本體覺整合良好，自然可以表現出正確的力量，而不會被誤認為故意調皮搗蛋。

評估 7 孩子是否走路時容易撞到別人或不小心打到別人？

人與人之間存在著人際距離，如果距離過短，我們會感覺到別人的威脅，然而本體覺失調的孩子，無法感覺自己手腳的位置，所以常常不自覺的拉近與別人之間的距離，造成別人的不悅；或想輕拍同學的背跟同學打招呼時，由於沒有抓準距離、力量過當，同學可能會認為他是故意打人，因而容易產生誤會。

除了利用遊戲改善孩子的本體覺整合能力外，平時可以教導孩子隨時用眼睛判斷自己與環境物品間的距離，例如要穿越教室桌椅時，先到第一張桌子旁自己測量一下如何走過去，經過幾次經驗，穿越課桌椅時就知道該採用哪種姿勢與步態了。

評估 8 孩子在抄寫時，是否會重複來回看？

一般孩子在抄寫黑板上的字時，只需偶爾檢視自己的手位置是否正確就可以，但本體覺出現狀況的孩子沒辦法藉由本體覺系統了解自己手握筆的姿勢及運筆的方法，因此需要視覺的輔助。但這類孩子在看黑板時，手無法同時動作，只有眼睛看著手時才能抄寫，如果再加上視覺及記憶能力落後，就會變成看一個字、寫一個字，必須花很多

時間在重複來回看的動作，在低頭和抬頭間時，又常會因為別的視覺刺激，例如有人走過去，或同學丟了一個橡皮擦，而轉移注意力。

建議做法

建議這類孩子只做近端抄寫，例如抄寫課文，因為這可以大幅縮短來回看的距離，或藉由聽寫的方式，由別人説，孩子來寫，如此在接收訊息時就可以大大減少視覺輔助，而利用聽覺來獲得黑板上的訊息，眼睛就可以穩定的看著手部的操作，進而寫出正確而漂亮的字體。

評估 9　孩子是否不喜歡各種需要攀抓的遊樂器材？

如果孩子有本體覺的問題，通常會拒絕攀爬類的遊戲器材，因為他們無法在上面做快速的移動，容易受到其他小孩的嘲笑，因此孩子會慢慢退縮而不願意參與這樣的遊樂器材。

建議做法

要幫助孩子對攀爬類的遊具產生興趣，除了提升本體覺的能力，在攀爬的時候，我們可以利用遊戲的方式幫孩子建立手腳的編號，例如左手 1 號、右手 2 號、左腳 3 號、右腳 4 號等等，藉由 1、2、3、4 等順序，提示孩子該動哪一隻手腳，用父母的眼睛來代替孩子的眼睛，讓孩子只需觀察移動的方式以及可以攀爬抓握、腳踏得到的地方，孩子在移動效率上就能提高，同時也提升對於參與這類遊具的動機，本體覺的能力、手腳的能力就會進步。

1	2	3	4
左手掌	右手掌	左腳掌	右腳掌

評估 10 孩子是否坐姿或站姿不正？

如果孩子沒有脊椎側彎，而且沒有其他骨骼或肌肉的問題，卻在坐時彎腰駝背顯得懶散，站立時身體歪向一邊，很可能是本體覺整合不良。由於本體覺系統的落後，孩子沒有辦法察覺自己的姿勢是否正確，甚至會造成錯誤的判斷，對孩子來說，自以為站得正的姿勢，一般人看來身體卻是歪的。

建議做法

幫助這類的孩子，除了本體覺的訓練以外，也可以利用鏡子的輔助，在鏡子上畫上孩子正確站立時肩膀應該有的高度並標註記號，請孩子站在鏡子前，看著鏡子調整自己的姿勢到正確的位置。一開始孩子會做得很辛苦，但慢慢的，可以幫助孩子察覺到什麼樣才是正確的姿勢。維持正確的姿勢，除了外表的美觀，更可以確保身體左右兩側肌肉的平均，避免脊椎側彎。

評估 11 如果眼睛不看，孩子就無法套上筆套？

一般孩子經由視覺觀察之後，即使眼睛看向其他地方，仍可以順利將筆蓋蓋起來。本體覺落後的孩子，則需要視覺的長時間輔助，因此在套筆蓋時，需要眼睛的幫忙，否則筆蓋就無法準確的套在筆上，造成彩色筆塗在自己的手指。

建議做法

即使眼睛看著，他們在做這類雙手協調組裝的動作時，父母仍需要特別小心避免發生錯誤，造成自體的傷害。

評估 12 孩子寫字時是否容易超出格子？

　　一般孩子在觀看了作業本上格子的大小之後，總能夠控制自己運筆的位置，將字寫在格子當中。然而本體覺整合不良的孩子會對自己的動作造成誤判，例如出現字寫得特別小、縮在格子的其中一個角落；或是自己認為寫在格子內，但一檢查才發現，有字超出格子外的情形。

建議做法

　　幫助這類孩子，除了本體覺的感覺整合之外，我們可以利用提醒的方式，幫助孩子在適當的時機觀看自己的手和筆，以及紙之間的相對位置，以建立其正確的空間概念及運筆的正確方法，大幅降低寫字的錯誤率。

評估 13 孩子是否喜歡窩在沙發上看電視或故事書？

　　本體覺落後的孩子，肌肉張力偏低，因此總會尋找省力的方式進行活動，這類的孩子只要能夠省力，就不會多做耗費體力的事，因此窩在沙發裡，孩子完全不需用力，可以很放鬆的只用視覺觀看電視或故事書。

建議做法

　　孩子躺在沙發上學習，可能會因為不用費力在維持自己的姿勢，反而更能夠有良好學習成就及效率，但是這對孩子的脊椎和全身張力力量是不夠的，因此建議孩子必須坐正，不倚靠椅背，才能幫助孩子張力的建立，進而提升本體覺整合的功效。

評估 14 孩子在玩球類運動時，是否常會出現丟球方向不準或力量不對？

不論是單手丟或雙手丟，如果孩子丟球的方向總是不對，或丟球的力量過大或或小，有可能是本體覺整合不良，沒有辦法做出正確的動作控制或力量的施展。因此造成孩子在體育課時無法跟同學一起從事球類的運動，例如玩躲避球，常丟錯方向，造成球出界，或力量控制不好，無法打到對方反而讓對方接到球。

建議做法

在平常練習時，除了反覆提醒、建議孩子如何將球丟準及使用適當的力量之外，更需要基本的本體覺訓練，幫助孩子整體的發展良好，進而在體育上表現優秀，擁有良好的同儕人際關係。

評估 15 孩子上下樓梯時是否常出現兩腳一階的現象？

動作控制不好的孩子無法順利上下樓梯，主要原因是大腦無法立刻監測到手腳的位置，如果眼睛無法觀察到雙腳，大腦就得不到正確的資訊，無法正確判斷腳步的位置，因此會以兩腳一階的方式上下樓梯，讓自己較安全些。

建議做法

父母可藉由小段的階梯訓練，培養孩子對高度的感知能力，先讓孩子低頭看腳下台階的高度，控制自己的雙腳，藉由反覆上下樓梯的練習，讓孩子熟悉力量的控制，同時也提升本體覺的整合能力，幫助大腦得到足夠的本體覺訊息，達到良好的整合。漸漸的，孩子在上下樓梯的時候，就可以表現出一腳一階上下樓梯的能力。

孩子的本體覺統合評估表

☐ 孩子在家中或教室中走路是否容易撞到桌腳？

☐ 孩子的動作總是慢半拍？

☐ 孩子走路是不是常常低頭？

☐ 孩子是否常常走沒幾步路就要爸媽抱抱？

☐ 孩子拿在手上的東西是不是常常不知不覺的掉下來？

☐ 孩子關門時是不是很用力，造成很大的聲響？

☐ 孩子是否走路時容易撞到別人或不小心打到別人？

☐ 孩子在抄寫時，是否會重複來回看？

☐ 孩子是否不喜歡各種需要攀抓的遊樂器材？

☐ 孩子是否坐姿或站姿不正？

☐ 如果眼睛不看，孩子就無法套上筆套？

☐ 孩子寫字時是否容易超出格子？

☐ 孩子是否喜歡窩在沙發上看電視或故事書？

☐ 孩子在玩球類運動時，是否常會出現丟球方向不準或力量不對？

☐ 孩子上下樓梯時是否常出現兩腳一階的現象？

註：如果孩子在這些項目中包含 4 項以上，建議家長可以帶孩子做進一步的評估。

♥ 親子一起玩本體覺遊戲

（詳見《40 招親子一起玩的感統遊戲小別冊》P. 24）

PART 5

訓練同中求異的
視覺刺激遊戲

♥ 認識視覺系統

♥ 自我評估：我的孩子有視覺系統整合問題嗎？

♥ 親子一起玩視覺遊戲

　（詳見《40 招親子一起玩的感統遊戲小別冊》P. 32）

認識視覺系統

案例

　　八歲的小希，學習成績明顯落後，在學習上也出現許多狀況：國文課時，念課文會漏字或跳行；美勞課時，經常找不到擺在眼前的彩色筆；體育課時，球朝他滾過來，而且球速不快，但是小希卻總是踢不到，或把球踢歪；考試時會漏寫題目。爸媽和老師都覺得小希是因為不專心、粗心大意。爸媽帶小希掛心智科，希望能從專注力著手，後來才發現，原來小希是視覺整合發生問題。

視覺——視知覺整合的複雜過程

　　視覺整合是個很複雜的處理過程，不單指眼睛而已。人從眼睛得到訊息，經由神經傳遞到大腦枕葉的視覺區呈像，幫助我們對於環境的一切能夠有所認知。成人的一天當中，有將近百分之八十的活動都需要視覺協助，對兒童來說比例更高，因為兒童大部分的時間都著重在視覺的學習。

　　當孩子沒有注視老師、黑板或課本，我們就會覺得孩子上課不夠專心，然而當老師點名請孩子回答剛剛的授課內容，這類孩子通常對答如流，這代表孩子並非不專心，而是他的學習方式不在於視覺。

　　由於大部分的學習需仰賴視覺，因此我們必須增強孩子的視覺整合能力，不僅要讓孩子看得快、看得懂，更要幫助孩子將所看到的資訊加以吸收整理，內化為自己的知識，而這不僅是視覺整合而已，還

包括了更上一層的「**視知覺**」；就像是拿相機拍照，只要能對焦，照得夠清楚，我們就會說這是視力良好，然而牽扯到構圖，或者是照片裡面所拍攝的人物景物的含意，就是我們所謂的視知覺。

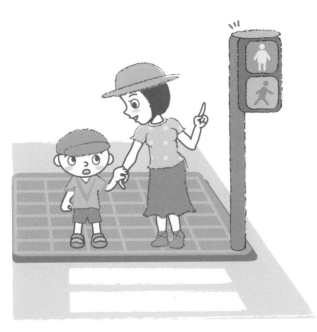

孩子的視野比較窄，過馬路時需提醒孩子注意來車。

張老師的小提醒　　依孩子的視覺發展給予適當的生活安排

從兒童的發展角度來看，三歲時視力才能達到 1.0，因此太早讓孩子閱讀，或是要求孩子更精細的注視某件物品，並不恰當。五歲兒童的視覺運作靈活度及眼球控制能力才能接近成人。因此我們必須針對孩子的視覺發展程度，給予適當的生活安排，才不會對孩子的視覺產生傷害。

此外，六歲之前，孩子的視野比較狹窄，無法注意到周遭所有的環境變化，因此在帶領孩子進行某些具有安全考量的事，例如穿越馬路時，必須提醒孩子，利用轉頭的方式觀看左右來車。

視知覺的領域的 個重要細項

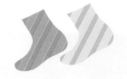

細項 1 區辨能力

　　主要幫助分辨不同的圖案，例如在成堆的襪子當中，找出相同的襪子。如果視覺區辨能力不足，對於文字的認識將產生一定程度的障礙，甚至影響到孩子的語言組織與表達技巧。

細項 2 瞬間記憶

　　擁有足夠的視覺記憶才能在不同的目標中轉換和學習，例如當孩子要抄寫黑板或課本時，可以看了一段文字之後，瞬間記憶，然後再抄寫到聯絡簿上。如果瞬間記憶能力較差的孩子，可能需要看一個字寫一個字，對學習速度和表現將會受到影響。

細項 3 空間關係

　　我們生活在三度空間，了解自己在整個空間中的關係，將有助於我們在空間中移動；空間感良好的孩子，比較不容易迷路，也能較早發展出觀看地圖找到目的地的能力。此外，培養空間關係的能力也有助於學習文字，因為部首及各個文字中筆劃相對位子，需要良好的空間關係來協助孩子做好記憶。空間關係較落後的孩子在學習與書寫上，常會寫出顛倒字或者將筆劃錯置的狀況。

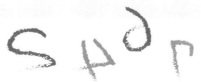

細項 4 形狀恆常

　　同一件物品由於觀看角度或距離不同，在視覺成像中也會有不同，因此我們要知道這些形狀中的重點、特徵，才能判斷這是同一件物品。例如一輛車在眼前的大小跟開到遠方時的大小在視覺上是不一樣的，但我們知道是同一輛車。

　　孩子剛開始發展視知覺時，較無形狀恆常的概念，故較難觀察到物品的重點需要成人的教導，例如孩子第一次認識小狗，孩子抓到的重點可能是「四隻腳」，因此他看到小貓也會認為是小狗。我們可以教孩子從狗的頭、尾巴、耳朵等處做不同的判斷，訓練孩子形狀恆常概念。如果孩子的形狀恆常概念較落後，對於文字的區辨將會出現困難，因為同一個字有各種不同的字體，例如明體、黑體、特殊字體，以及老師的手寫字。如果孩子的視覺恆常概念不夠優秀，面對同一個字的不同字體，會誤認為是不同的字。

細項 5 序列記憶

　　視覺記憶除了記得整體外，更要能夠記得順序。例如孩子看了媽媽示範積木的排序後，能夠照著排列出來，稱為序列記憶。擁有足夠序列記憶的孩子，才能夠對於各種學習順序、文字筆劃的順序上，有優秀良好的表現。

細項 6 背景搜尋能力

　　如何能在各式各樣的物品中找到我們需要的東西？這有賴視覺背景搜尋能力，大腦在處理視覺訊息時，能夠聚焦在我們所要看的東西，而將其他的人事物視為背景。這項能力可以幫助孩子看清物品的細節，找出考試題目中的重點，擁有細微的觀察力。

細項 7 完形聯想

當我們看到被壓在課本底下露出一小截筆尖，就能判定這是一枝原子筆，這就是完形聯想的能力。對於細節的重視程度及觀察力比較好的孩子，在整理物品時可以更有效率的找出被壓在眾多物品下，像是只露出一小角的玩具、書本、文具。而完形聯想較為落後的孩子，整理物品的效率將會落後，因為他對於物品的部分形體判斷有困難，除非物品完整的出現在他面前，否則孩子很難找出這項物品。

細項 8 錯覺判斷

連續劇中導演常會藉由男女主角錯位的方式，讓觀眾覺得兩人在親吻，然而事實上他們並沒有真的吻到對方，這就是運用了錯覺的能力。若孩子能夠正確判斷錯覺，就能夠對於所看到的物品、所吸收到的事情做最正確的判斷，並避免因為單純視覺而造成錯誤的觀念，這對於細節觀察是很重要的環節。

細項 9 視覺推理

除了眼睛看到之外，孩子還要能根據所看到的東西做進一步的推理。當孩子看到圖片中一隻小鳥張開翅膀，旁邊有個太陽，因此可以判斷這隻小鳥正飛在天空，而不是站在地上，如果旁邊有一隻飛魚，孩子將更可以判斷這隻小鳥是飛在海面上。視覺推理能力幫助孩子抽絲剝繭、舉一反三，像個偵探一般推斷許多細節。研究發現，加強孩子的推理能力，有助於提升孩子的創造力，培育優秀的領導潛能。

視覺整合能力幫助孩子的 ④ 件事

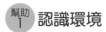 認識環境

　　人對環境的認知可以藉由各種感官來做互動，其中視覺可以幫助我們用最快的方式去觀察，因為人類處理視覺的訊息比其他訊息快、更容易辨認。視覺所接收的形狀、顏色、光線明暗等訊息，可以幫助我們做最快的認知判斷，因此有良好的視覺的整合，將可以讓我們對於環境認識的速度更快、更有效率。如果視覺整合不良，就如同瞎子摸象一樣，只得到部分訊息，無法認識全貌而做出錯誤的判斷。

幫助2 避免危險

　　擁有良好的視覺判斷能力，才能夠避免危險。無論是其他小朋友衝過來，或有車子開過來，孩子不僅要能看到對方、看到車子，更要能根據視覺判斷車子的速度，進而了解自己該採用何種自我保護的方法。過馬路時，視覺除了幫助我們看到剩下的綠燈秒數以外，同時能看到我們跟馬路另一端的距離，判斷在這樣的時間之內能否穿越馬路。因此視覺整合對於孩子在周遭環境的自我移動有很大的關係。

幫助3 有助學習

　　孩子的視覺整合不單單只是用眼睛「看」而已，還有一項「前庭眼球反射」的能力。前庭眼球反射整合了「前庭系統」與「視覺控制」兩大系統，這項能力幫助孩子在注視老師時，即使身體移動或頭偏向一側，仍有能力繼續對焦在老師身上注視著老師。

如果前庭整合不良或視覺整合不良，孩子在頭部移動之後，眼球的注視方向可能會跟著頭部一起移動，因此會看到其他的物品而被轉移專注力，而無法看著老師。當孩子再轉頭回來看老師時，可能已經遺漏了一些學習重點，造成孩子學習中斷，產生學習障礙。

幫助4 協助人際互助

在人際互動裡與視覺最有關係的就是視覺接觸，當媽媽跟孩子說話時，孩子眼神總是不在媽媽的臉上或是眼睛，媽媽會覺得孩子不尊重她，但孩子卻可以跟媽媽互動、完整回答媽媽的問題。媽媽質疑，為什麼孩子無法看著自己的眼睛？從腦神經科學的角度來看，這是由於眼神接觸的過程中，會對大腦中的杏仁核造成刺激並分泌激素讓人產生負面情緒，因此為了避免出現負面情緒，孩子便不去注視對方的眼神。

從感覺統合角度來看，如果孩子的感覺統合能力較落後，在跟別人互動時，除了要聽到對方講話的聲音及內容，更會得到對方的眼神、嘴角角度或手勢的視覺訊息。一般孩子能夠對於聽到、看到的訊息加以解釋分析，因此可以完整了解對方所要表達的含意。

但感覺統合落後的孩子，得到這些訊息反而造成他整理上的困難，因為大腦來不及反應這些聽到的、看到的種種訊息，這類的孩子，如果被迫眼神要看著對方，孩子反而無法跟對方對話，甚至文不對題，或是反應變慢，因此孩子為了能夠跟對方互動，眼神就會往旁邊飄移。

自我評估

我的孩子
有視覺系統整合問題嗎？

藉由以下 10 個項目，可以判斷孩子是否有視覺統合的狀況：

 評估 1 孩子是不是會斜眼看人或是歪著頭看電視？

視覺控制不良的孩子，無法良好控制眼球的位置及方向，注視他人或看電視時，常常歪著頭、斜著眼看。當孩子出現這些狀況，首先要請眼科醫師協助，了解孩子的眼部肌肉是否出現狀況、是否斜視。

建議做法

感覺統合部分則要幫助孩子加強視覺的眼球控制能力，及對於自己頭部位置的本體覺感知能力，以改善孩子的不良姿勢。孩子斜眼看人會讓對方誤以為孩子不尊重對方，而長期的不良姿勢會造成肌肉傷害，讓孩子覺得肌肉酸痛或不舒服，進而影響學習以及日常生活。

 評估 2 孩子對於圖案配對是否有困難？

視覺整合能力較落後的孩子，對於形狀明確不同，例如三角形、圓形、正方形，在表現上大致上沒有問題；但對於細微不同，例如正方形與長方形、三角形或梯形、正圓形與橢圓形之間的差別，孩子就會將類似的圖案放在不正確的位置，這代表孩子在視覺整合能力上出現困難。

感統遊戲中，經常會利用形狀配對板或玩具，讓孩子透過玩形狀配對遊戲來練習，過程中，讓孩子經由視覺、觸覺，甚至是本體覺來體認形狀，進而幫助視覺的整合。

評估 3 孩子不喜歡拼圖？

拼圖需要有足夠的耐心，並且使用精細動作。有些孩子，因為無法找到圖案之間的相對關係，因此無法將拼圖快速完成，這類孩子雖然想要拼圖，但無論如何都找不到適當的拼圖塊可以放進適當的位置，因此很容易感到挫折。

父母除了幫助這類孩子加強視覺整合能力，更可以用其他的提示及方法來協助學習，例如找出相同顏色的拼圖塊堆在一起；先找出其中一邊是平整的拼圖塊，拼出整體拼圖的外框等，都可以幫助孩子喜歡拼圖，同時在拼圖的過程中，加強視覺整合能力。

評估 4 孩子對於看過的東西是否在短時間之內就忘記？

當孩子開始學習，就需要運用視覺的記憶。但有狀況的孩子看過東西後很快就忘記了，例如昨天看繪本時，孩子對其中的物品、動物、畫圖產生興趣，但第二天重複閱讀時，孩子卻好像從沒看過這本繪本一樣。這就是孩子的視覺記憶出現了困難，較嚴重的孩子上了小學，明明前一天複習過的題目、課文，第二天考試時，孩子還是答錯，這類孩子在視覺記憶上的廣度、深度不夠，因此無法將所看到的東西做長時間的記憶，需要進一步的訓練。

建議做法

足夠的生活經驗可以幫助視覺記憶，平時多帶孩子看展覽或是逛百貨公司，但是別急著告訴孩子每張圖畫的緣由，讓孩子自己看，即使看不懂，大腦也已經接受足夠的視覺訊息，這是有助於整合的。

評估 5 **孩子是不是會忽略眼前的玩具？**

孩子是不是常常找不到玩具？然而媽媽要協助孩子時，卻發現孩子要找的玩具就在他眼前，媽媽通常會覺得孩子故意調皮搗蛋、故意撒嬌要媽媽幫忙，然而事實上這就是視知覺出現了問題。孩子的背景搜尋能力發展較為落後，因此無法抽絲剝繭找出他要找的東西，同時也容易因為過多的視覺訊息刺激而分心。

建議做法

對於物品的認識除了觀看整體以外，更要了解細節，例如小汽車是由四個車輪和車體組合的。多帶孩子觀察細節，可以提升孩子的觀察力，在尋找東西時就比較容易藉由部分特徵找到目標了。

評估 6 **孩子畫圖、畫線的時候是否無法接在一起？**

請孩子嘗試在紙上畫出各種線條圖形，例如圓形、正方形、三角形，觀察孩子線與線之間是否能接在一起。例如畫一個圓形，孩子能否把線的頭跟尾接連起來，即使形狀不圓，但至少是一個封閉的區域。這個檢測可以觀察孩子的視覺及動作整合能力，當孩子的視覺追視能力不夠良好，將無法帶動手部控制筆到正確的位置，所以畫線與線之間的連接會有困難。

多讓孩子畫圖吧！先不急著規定孩子要畫什麼，也不要求孩子要畫得多漂亮，既使是塗鴉，都對於視覺與動作的整合有幫助。

評估 7 孩子閱讀時，是否會忽略故事中的文字或圖案？

媽媽唸故事時，請孩子跟著故事找出書中的主角或是其他物品，孩子在搜尋物品時是否出現困難？孩子朗讀故事中的文字時，是否經常出現令人聽不懂的話？仔細觀察後發現孩子會忽略某些字詞，因此形成不完整的句子。

閱讀時，我們除了能一個字一個字唸出來之外，大腦更能夠根據我們所唸出的字去選出適當的詞，所以我們在閱讀時較不會常出現漏字、漏詞的現象，然而孩子剛開始學習，對於認字需要花費大部分的精力，加上詞彙的資料庫不夠完整，所以會一個字、一個字的唸。這時候更顯出視覺的重要性，如果孩子的視覺整合出現狀況，無法唸一個字就將整個句子或整個詞帶出來，因此產生跳行、漏字的現象。

建議做法

這樣的問題除去學習過渡期的因素，父母要積極幫助孩子藉由遊戲做訓練，讓孩子從閱讀中獲得樂趣和成就感，就不會排斥閱讀課本和考試的題目。

評估 8 孩子是否站在高處的時候會特別的害怕？

有些孩子有懼高症，他們害怕站在高處有二個因素，❶ 過去的生活中曾有對高度產生恐懼的經驗，例如自己曾經從高度跌落，或是

看到玩具從高處掉下而碎裂，在心理上造成了恐懼的記憶，因此位在高處時會感覺到害怕。❷ 孩子的視覺整合能力無法調節自己與高度之間的關係。視覺幫助個體了解環境，知道個體與物品的相對距離，如果孩子的視覺整合能力不足，對於高度的判斷也會產生錯誤，例如事實上只是幾十公分的高度改變，對孩子的大腦來說，卻是幾十公尺的高度改變，因此孩子產生了恐懼。

建議做法

懼高並非完全是心理上的問題，仍需要從視覺整合的部分加以協助，才能降低孩子對於高度的恐懼。

評估 9　孩子平常是否喜歡看會移動的物品？

孩子是否喜歡待在路邊看車子移動，或長時間盯著魚缸的魚而不會覺得疲累？視覺整合能力落後的孩子，之所以會產生視覺整合的問題，除了本身的整合能力出了差錯以外，更多的孩子是因為從小得到的視覺刺激不夠。由於現在的生活空間狹小，孩子較沒有足夠的時間及空間去觀察大自然中的鳥飛行、樹葉飄動，因此得到的視覺刺激不夠。但是大腦想要獲得成長，於是要求個體儘量去獲得更多的視覺刺激，因此孩子就會喜歡各種會動的物品，因為這些動態物品可以提供強烈的視覺刺激來幫助孩子進行視覺整合。

建議做法

孩子在觀察動態物品時，可能處在較危險的情境，父母要注意保護孩子的安全，此外，更可以積極提供較不危險的視覺刺激遊戲來幫助孩子。

評估
10 孩子是不是沒有注意到細節的改變？

　　媽媽趁孩子上學時去改變了髮型，孩子回來的時候是否會發現？
家裡的沙發換新了或是家具改變了位置，孩子是否會注意到？這與視
覺記憶有關，也與孩子的視覺區辨能力有關。孩子的視覺能夠注意到
細節的改變，在學習上、生活上才能夠注意到重點，同時也代表孩子
的觀察力是否足夠。

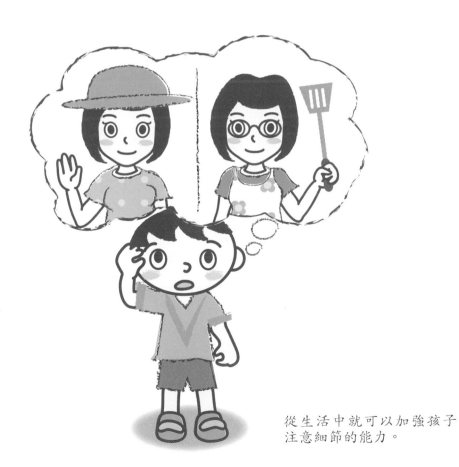

從生活中就可以加強孩子
注意細節的能力。

建議做法

　　如果孩子無法觀察到細節及一些改變，除了視覺整合能力的加強以外，父母可以直接教導孩子平常應該觀察哪些地方，例如看到媽媽的時候要注意媽媽的髮型、眼鏡跟衣服；每天練習，請孩子觀察並說説看，早上送孩子上學的媽媽和孩子回家時看到的媽媽，有什麼不同，這都可以幫助孩子的視覺觀察能力。當孩子的視覺觀察能力提升了，在人際互動上將有更多的話題，有助於提升人際互動的能力。

孩子的視覺統合評估表

☐ 是不是會斜眼看人或是歪著頭看電視？

☐ 對於圖案配對是否有困難？

☐ 不喜歡拼圖？

☐ 對於看過的東西是否在短時間之內就忘記？

☐ 是不是會忽略眼前的玩具？

☐ 畫圖、畫線的時候是否無法接在一起？

☐ 閱讀時，是否會忽略故事中的文字或圖案？

☐ 是否站在高處時會顯得特別的害怕？

☐ 平常是否喜歡看會移動的物品？

☐ 是不是沒有注意到細節的改變？

註：如果孩子在這些項目中包含4項以上，建議家長可以帶孩子做進一步的評估。

♥ 親子一起玩視覺遊戲

（詳見《40招親子一起玩的感統遊戲小別冊》P.32）

PART 6

辨識聲音異同的
聽覺刺激遊戲

♥ 認識聽覺系統

♥ 自我評估：我的孩子有聽覺系統整合問題嗎？

♥ 親子一起玩聽覺遊戲

（詳見《40招親子一起玩的感統遊戲小別冊》P. 40）

認識聽覺系統

小妮從小就是個很安靜的小女生，總是靜靜玩自己的遊戲，從不去煩擾大人也不會插嘴講話，爸媽呼喚她，她經常都沒注意到。爸爸有次回家，關門聲音太大，全家都嚇一跳，小妮卻沒有特別反應；過年時放鞭炮，一般孩子總是會被嚇得大哭，但小妮竟然都沒有感覺，自顧自的安靜玩玩具。

爸媽開始有些擔心，懷疑她的聽力有問題，但耳鼻喉科醫生檢查之後，發現小妮的聽力沒問題，而小妮出生時的聽力檢查也正常。爸媽進一步懷疑小妮可能是自閉症兒童，才會對於聲音的反應和別人的互動並沒有那麼強烈，經由心智科醫生評估檢查後，也認為沒有太大的問題，因為小妮跟他人的互動正常。

幼稚園老師經常反應小妮在課堂上似乎是有聽沒有懂，對於指令總是只聽一半，遊戲時經常不清楚規則，也總是慢半拍。經由職能治療師評估，認為小妮是個聽覺整合出狀況的孩子。

聽覺——理解別人的聲音指令

一般來說，聽覺整合異常的孩子是比較少見的，因為孩子從小到大都會得到許多聽覺刺激，不像前庭、本體或是觸覺會因為被剝奪或減少刺激來源而造成異常。因此，臨床上發現，小時被認為聽覺整合

有問題的孩子，長大後都會改善。不過，小時候聽覺整合有問題會影響學習動機和學習表現，以及自尊心和自信心，進而影響學習成效和學習成就。

聽覺整合異常的孩子較容易感到挫折，因為他可能對於別人所給的聲音指令沒有反應或理解不佳，造成與他人的互動表現遲鈍或錯誤，在表達與操作物品時顯得沒自信。這樣的孩子生活在一個被誤解的環境，可能就像小妮一樣乖乖做自己的事，而少與他人互動。但到了求學階段，必須強迫跟別人互動時，可能會因為缺乏聲音的辨識能力，經常出狀況。在生活上，過馬路時可能沒有注意到周邊的車聲，或在走廊走路時忽略後方的跑步聲，無法及時閃躲而出現意外。

張老師的小提醒　　聽覺是在胎兒時期即開始發展

在胎兒五個月大時，聽覺系統已經開始接受聲音，包括媽媽肚子裡羊水流動的聲音和外界的聲音。有些專家認為，胎兒時期，媽媽聆聽輕音樂，不僅可以放鬆身心，可以讓肚子裡的胎兒透過羊水聽到音樂頻率，雖然胎兒沒辦法聽清楚聲音內容，但可接收到旋律和節拍。

研究發現，當孩子出生後哭鬧時，媽媽播放這些曾經在胎兒時期所放的音樂，孩子的情緒比較容易穩定下來。因此胎教時聽音樂對孩子是有幫助的，同時研究也發現，胎教時期給孩子聽英語或是其他教材，對孩子沒有太大幫助，因為聲音經過媽媽的肚皮、羊水的傳導，孩子是聽不清楚的。

臨床統計，這類孩子並非從小缺乏刺激，而是神經傳導出問題；藉由持續的刺激來幫助大腦神經做良好的連結，可以改善問題。

聽覺與前庭覺密切相關

　　聽覺系統，包括耳朵、耳道、外耳、中耳，而前庭系統在我們的內耳，所以聽覺和前庭系統有很大的關係。例如有些人聽到很大的聲響時，會感到頭暈，這是由於聽覺影響前庭系統所導致。臨床上發現，聽覺整合系統有問題的孩子，前庭系統的發展上多半也有狀況，因此進行聽覺整合的訓練時，也應同時加強前庭系統，聽覺與前庭二者相輔相成的結果，會有更好的成效。

聽覺整合落後可能影響語言發展

　　聽覺整合較落後的孩子在語言發展上也會稍為落後，然而孩子學說話不只是聽覺系統整合要好，更需要多感官的整合能力，包括聽覺及視覺的整合。孩子必須眼睛看著大人的嘴型、耳朵聽到大人講話的聲音，讓大腦同時接受視覺及聽覺的訊息，經過整理後，孩子才會知道該用怎樣的嘴型動作來發出什麼樣的聲音。

　　有些父母為了要加強孩子的語言發展以及表達能力，唸故事或播放故事 CD 給孩子聽，這樣的訊息提供了孩子聽覺刺激有助於聽覺敏銳度，然而對於孩子「說話」的幫助卻十分有限，因為孩子只聽到聲音，卻不知道該如何發出這樣的聲音。父母應該看著孩子說故事，讓孩子可以看見媽媽的嘴型、聽到媽媽的聲音，才能提供語言發展及整合上較好的幫助。

聽覺系統幫助孩子的 3 件事

幫助 1 與人溝通

進行溝通時不僅要「表達」，同時要「接收」。有良好的聽覺系統，才能快速敏銳的聽見對方的聲音，做好辨別，幫助大腦思考，然後再以正確的語言表達與對方互動。

幫助 2 維護自身安全

我們接收外界的訊息，百分之八十來自視覺，但是，如果少了聽覺的輔助，視覺的觀察範圍就會受到限制，例如，我們無法看見背後是否有危險來臨，像是車子或是他人跑過來或其他物品，如果少了聽覺，只藉由視覺觀看，會造成移動速度或危機處理變慢，在環境中的危險性就會增加。

幫助 3 辨別個體與空間的關係

除了眼睛觀看以外，我們同時也藉由聽覺來幫助辨別個體和空間的關係，例如，天空有飛機飛過，我們雖然看不到飛機，但可以藉由聽覺來辨別飛機來自哪個方向。擁有良好的聽覺整合，當媽媽呼叫孩子，孩子才能分辨媽媽的聲音從哪裡來，而去看到媽媽，和媽媽互動。這對於孩子的溝通、人際關係及親子關係具有重大的意義。

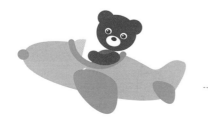

我的孩子
有聽覺系統整合問題嗎？

孩子若有下面 10 個現象，可能就有聽覺整合上的問題。

評估 1　孩子是否無法找出聲音來源？

　　請孩子閉上雙眼，在他四周以樂器或彈手指的方式發出聲音，讓孩子聽聲音的來源，再以手指或轉頭的方式指出或面對聲音的來源。這個測試可看出孩子是否可以整合左、右兩耳所聽見的音量大小，並藉由左、右耳所接收的音量大小，區辨聲音來源的方向。

建議做法

　　如果孩子的聽覺整合能力出錯，在辨別聲音來源的方向會出現錯誤，且辨別的速度較慢，父母可以多觀察孩子的反應，來發現孩子是否聽覺整合出狀況，或只是缺乏類似的遊戲經驗。

　　在家中，媽媽可以跟孩子玩「手機捉迷藏」的遊戲，請孩子先遮住眼睛，媽媽將手機藏在眼睛看不到，但是可以聽到手機鈴聲的地方，像是桌面下、電視機後面等平時不太留意的地方。藏好後，媽媽使用市內電話撥到手機，讓孩子聽到手機鈴聲後，順著聲音來源尋找手機。遊戲時要避免環境中有其他聲音干擾，這樣才能真正達到測試及訓練聽覺的效果。

評估 2 孩子是不是特別討厭噪音？

聽覺整合出現問題的孩子，聲音傳遞到大腦後，無法做良好的調節，因此對於噪音敏感，進而影響情緒。臨床上發現，如果孩子特別討厭噪音，例如鞭炮、關門聲，或捷運、火車要進站或離站時的聲音，經常使得聽覺整合出現問題的孩子在情緒上有特別的變化，他可能會特別暴躁、特別害怕或厭惡。

建議做法

我們無法要求孩子忍受所有的聲音，就像是大人也無法對每種吵雜的聲音都接受！除了經過訓練幫助孩子克服不舒服的聲音外，當孩子遇到噪音之前，例如遇到遊行隊伍或是要搭火車，不妨先告知孩子，讓孩子有心理準備，通常可以降低孩子因噪音而出現情緒失控的現象。我們也可以讓孩子在特別的時候戴上耳塞，不僅讓孩子情緒穩定，更可以保護孩子的聽覺系統。

評估 3 是否容易聽錯別人語言上的意思？

爸爸請孩子買「烤香腸」，孩子買回來卻是口香糖？聽覺整合出現狀況的孩子，對於聲音的辨識能力會出錯，所以對於發音相似的指令，可能會誤判。孩子因為聽錯大人的意思，做出錯誤的行為，而被大人誤解故意唱反調。

111

　　語言溝通的目的不僅是「聽到」，更要能夠確實「做到」，當媽媽要求孩子幫忙或做事的時候，別只問孩子「聽懂了嗎？」更要讓孩子描述該怎麼做！例如媽媽請孩子去穿襪子，接著請孩子說說要怎麼做，藉由孩子描述的過程，我們就能判斷孩子是否真的了解我們要他做的，而不會造成我們希望他去穿「襪襪」，結果他跑去書房「畫畫」。

評估 4　孩子是否對於他人的提問缺乏自信而不敢回答？

　　聽覺整合出問題的孩子由於容易誤解別人說話的內容，隨著年齡長大，孩子發現為了避免錯誤，當別人跟他對話時，會自信心不足，不敢回答或反應變慢。

建議做法

　　有些孩子會重複確認別人講話的內容，他們並不是聽力有問題，而是必須反覆確認對方的意思，並給自己足夠的時間做反應，然而隨時都在請別人「再說一次」會讓孩子越來越缺乏自信，也容易讓別人覺得孩子不專心聽！

　　因此，除了感統訓練外，我們要教給孩子更多的溝通方式，除了「你再說一次」外，還有像是「剛剛太吵我沒注意聽，你可以再說一次嗎？」、「你剛剛說的『桌子』是指我的桌子嗎？」、「對不起，我不了解你的意思？」利用不同的問句，都可以達到請別人再說一次的目的！

評估 5 孩子是否常常答非所問？

　　有些孩子生性活潑，喜歡與大人互動，然而他伴隨聽覺整合的問題，又不去確認別人話中的意思，而答非所問說出讓大人啼笑皆非的答案。一開始，大人會覺得這樣的孩子很討喜，慢慢卻會發現，孩子除了答非所問，也無法正確吸收大人所給的訊息，而做出錯誤的判斷，產生的問題也愈來愈嚴重。

建議做法

　　當孩子對於大人提出的問題無法做出正確回應時，除了判斷他的理解能力外，可以請他重複大人的問題，確定他是否聽懂，才能夠幫助孩子在表達能力上有所進步。

評估 6 孩子說話的音量是否太大聲或太小聲？

　　就像戴耳機聽音樂時，如果聲音太大，在拔下耳機後與人說話時，說話的音量會特別大聲，這是由於「自我回饋」的機制。因為耳朵承受了大音量的音樂，會讓感覺系統疲乏，因此跟別人對話時，需要更大的聲音，才能刺激大腦作處理。聽覺整合出問題的孩子在說話的過程中，為了要聽到自己的聲音，所以會調整自己的音量，如果對方講話太小聲，很多孩子會直接把耳朵靠近對方嘴巴想要聽清楚，因此讓人覺得孩子的禮貌不太好。

建議做法

　　當孩子說話太大聲的時候，父母不要用更大的聲音來壓制孩子，這反而會讓孩子的大腦因為大音量得到滿足，反而講話更大聲了！這時候我們可以假裝聽不到聲音，對孩子說：「剛剛你在說話嗎？太大聲我聽不清楚。」鼓勵孩子小聲地說，並且給予鼓勵，養成習慣後，孩子的音量自然正常。

評估 7 孩子的表達能力或構音是否不正確？

　　有些孩子會「臭奶呆」或「大舌頭」，排除發聲構造及口腔器官（如舌繫帶過緊）出現問題外，聽覺整合異常的孩子由於無法以自我回饋機制做出正確判斷，聽到別人的聲音所做的解釋，無法幫助自己正確發音。

　　即使對這類孩子做出糾正提醒，請他反覆模仿，發出正確的聲音，孩子仍會出錯。這很明顯是聽覺整合出狀況，不僅單字的構音上出現問題，在表達能力和語言組織上，會來不及做出正確的反應，常常發出讓人聽不懂的音和字詞。

建議做法

　　大腦在聽自己的聲音和聽別人的聲音時，對於內容的判斷嚴謹度是不同的，畢竟自己說話時，語言內容已經經過大腦想過，所以聽到自己說話時，大腦再度處理的比例是較低的，所以自己較無法察覺自己的發音或是詞句組織是否正確，這時候不妨利用錄音的方式，讓孩子聽聽自己的發音，如此孩子的大腦才能正確修正自己的發音。

評估 8 孩子是否記不住大人的指令？

　　聽覺整合出問題的孩子，聽到聲音後，需要花較多的時間辨別和了解聲音的內容，造成大腦沒有足夠的空間與時間去記憶大人的指令，因此這類孩子在表現會出現聽覺記憶較落後、較差的表現。通常這類孩子對於超過三個以上的步驟指令，例如，「請把鞋子脫下來放到鞋櫃，坐到椅子上。」孩子可能把鞋子脫好就坐在椅子上，或坐到椅子上脫鞋，總會漏掉指令中的某個步驟，或將指令步驟重新編排。父母除了訓練他們的聽覺記憶外，更要提升基礎的聽覺整合能力。

建議做法

　　執行指令的能力除了先天的感統能力差別外，其實可以直接訓練的！就像是我們常玩的「1是左轉、2是右轉、3是蹲下、4是站起來」，除了一次給孩子一個指令，也可以給孩子連續指令，像是「1、3、4」，孩子就必須做出左轉、蹲下，然後站起來的動作。利用遊戲的方式訓練，可以讓孩子更容易提升能力與技巧。

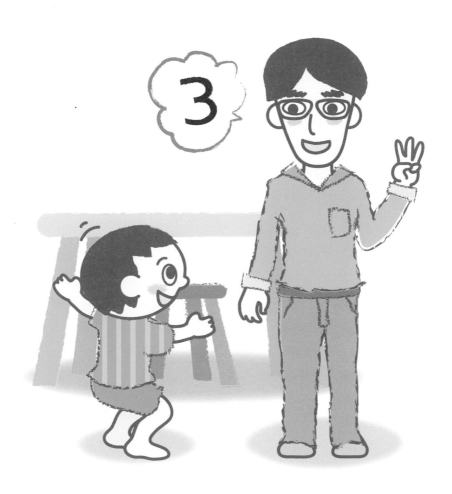

透過遊戲來訓練孩子的聽覺整合，也有助能力的提升。

評估 9 孩子唱歌是不是會走音？

孩子剛開始學兒歌時，總是喜歡哼哼唱唱，經過幾次練習後，對於聲音的正確性會愈來愈準確。但聽覺整合出現問題的孩子，即使經過長時間的練習，仍然無法唱出正確的聲音。通常我們會覺得這孩子是「音痴」，或沒有音樂天分，因此常常忽略了，這其實是聽覺整合異常的一種症狀。

建議做法

這類孩子經過聽覺整合遊戲訓練後，可以幫助大腦做好整理，歌唱能力就會進步，也會提升聲音的判別能力。除此之外，當孩子跟著音樂哼唱時，可以協助錄音下來，之後再讓孩子聽聽自己的聲音與音樂的差別，也有助於孩子自己修正音準。

評估 10 孩子與人對話時，是否不自覺的跟別人靠太近？

這類孩子由於聽覺整合能力的問題，聲音傳遞到大腦之後常做出錯誤的判斷，因此明明看到對方的嘴型，卻聽不清楚對方在說什麼，於是不自覺的與對方愈靠愈近，甚至將耳朵靠近對方的嘴巴。這樣的表現會讓人覺得孩子的聽力有問題，或故意與人親近。

當孩子進入幼兒園或小學，由於這些表現行為超越了適當的人際距離，反而會被同儕討厭。父母可以觀察，當孩子講話時總是靠很近，或將耳朵朝靠近對方的嘴巴，很可能就是聽覺整合出現問題。

建議做法

　　讓孩子熟悉音量小的環境，大腦自然能夠接受與處理小聲的對話，不妨從家裡環境改造起，電視及音樂的音量降低，父母跟孩子對話時也比平常來得小聲些，一開始孩子會不習慣而忽略父母的呼喚或錯判內容，但是持續一段時間後，孩子對於聲音的敏感度自然會有所改善。

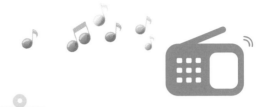

孩子的**聽覺統合**評估表

☐ 是否無法找出聲音來源？

☐ 是不是特別討厭噪音？

☐ 是否容易聽錯別人語言上的意思？

☐ 是否對於他人的提問缺乏自信而不敢回答？

☐ 是否常常答非所問？

☐ 說話的音量是否太大聲或太小聲？

☐ 表達能力或構音是否不正確？

☐ 是否記不住大人的指令？

☐ 唱歌是不是會走音？

☐ 與人對話時，是否不自覺的跟別人靠太近？

註：如果孩子在這些項目中包含4項以上，建議家長可以帶孩子做進一步的評估。

♥ 親子一起玩聽覺遊戲

（詳見《40招親子一起玩的感統遊戲小別冊》P.40）

PART 7

分辨不同味道的
嗅覺＆味覺刺激遊戲

♥ 認識嗅覺＆味覺系統整合

♥ 自我評估：我的孩子有嗅覺＆味覺系統整合問題嗎？

♥ 親子一起玩嗅覺＆味覺遊戲

（詳見《40 招親子一起玩的感統遊戲小別冊》P. 48）

♥ 認識嗅覺＆味覺系統整合

案例

　　小瓜從小對味道的變化很敏感，如果媽媽煮飯時忘記開抽油煙機，家裡有一點點食物的味道，小瓜就會哇哇大哭；他特別不喜歡辛辣的食物，只要食物中添加了辛香料，例如胡椒，小瓜就不吃或把食物吐掉。媽媽一開始只是覺得小瓜對於某些味道不喜歡，就多準備些小瓜喜歡的食物讓他選擇，所以很少讓他經歷這樣的刺激。

　　後來，媽媽漸漸鼓勵小瓜嘗試這類食物，小瓜仍然會抗拒；甚至因為不喜歡辣椒，進而排斥所有紅色的食物，例如紅色的甜椒、小番茄，連嘗試吃一口都不願意。媽媽帶小瓜詢問營養師，利用各種方式都無法改善，小瓜甚至抗拒接受營養師的諮詢跟食物上的調配。後來，經人介紹到了復建科，才診斷出小瓜有感覺統合的問題，尤其在嗅覺與味覺的整合狀況最為嚴重。

嗅、味覺——影響孩子挑選食物和攝取量的指標

　　當孩子偏食，我們通常會認為孩子是因為不喜歡食物的氣味或嚐起來的味道，例如紅蘿蔔、青椒聞起來的氣味或吃起來的味道讓孩子無法接受。孩子對於食物喜好的順序，通常第一步來自嗅覺，聞到喜歡的味道，會覺得這個東西是好吃的，接下來才接近這個食物；看到

食物的顏色是吸引他的，因而挑起食慾、吃下肚後，若覺得口味可以接受，或感覺喜歡，孩子就會願意接受這項食物。有些天然的食材，沒有化學添加物的香味或美觀，孩子反而不喜歡，需要家長的引導或利用巧思做些改變。

　　孩子對食物的喜好會因為食物的氣味、觀感和口味而改變，然而隨著人類處理食物的各種變化，這樣的感覺已經常常會讓人感到混淆，例如我們對於咖哩的印象，顏色應該是黃綠色的，然而現在有綠色咖哩或紅色咖哩，通常我們會認為紅色是偏向辣味，但它事實上可能並不辣；於是我們因為顏色的誤判而不敢接觸這項食物。

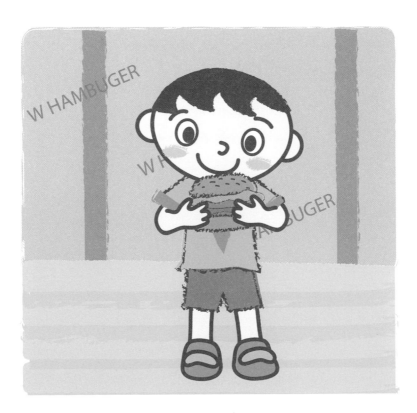

嗅覺及味覺常是孩子選擇食物的指標。

有些日式料理達人會利用和果子的甜味和食材，製作出模擬漢堡或是西式餐點的模樣，讓我們在視覺上與口味上產生了不協調的狀況。因此科學上仍然在探討，孩子偏食是否可能因為在這些感覺上起了衝突，所以才不喜歡吃這些東西。整體上來說，味覺跟嗅覺通常是影響我們挑選食物和食物攝取量的指標。

超過百分之七十五的味覺需依賴嗅覺的加強，例如感冒鼻塞時即使再美味的食物我們都會覺得不好吃，因此食物的部分嗅覺和味覺的角色相對的重要。除此之外，剛才所提到的對於食物的視覺，來自過去的經驗，像案例中的小瓜，吃到辣椒的辣味，看到辣椒的紅色，因此認定紅色與辣是相關的。這樣的經驗可以藉由引導而改變。

除此之外，在感覺統合的領域中，另外一個影響孩子偏食、挑選食物的因素，來自於觸覺，也就是口感的問題，當我們吃進一個食物，如果這個食物過軟或過硬，讓我們在咀嚼的過程中感到無法接受，就會拒絕這個食物。如果家中的孩子偏食，父母除了考量孩子的嗅覺和味覺因素，更要考慮的視覺的經驗以及觸覺的敏感度。

張老師的小提醒　　早期社會嗅覺是重要功能

在早期的社會中，人的嗅覺是非常重要的感覺，因為在寬廣的空地中活動，需依靠嗅覺尋找食物的來源、辨別是否可以食用，還可藉由風的流向嗅聞野獸的氣味，知道野獸所在的方向，讓我們知道要逃避或準備應戰等。

隨著工業發展，空氣的污染讓我們的嗅覺愈來愈不敏銳，加上所食用的食物多半經過加工、密封，所以我們不需要利用嗅覺尋找食物，雖然嗅覺的角色變了，仍然有一定的作用存在。

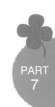

嗅覺幫助孩子的 2 件事

幫助1 產生嗅覺記憶

生活中，可能會因為聞到某個味道而想起過去的記憶，例如聞到香皂的味道，覺得那是在洗澡過後很放鬆的感覺，所以情緒跟著放鬆；或聞到香水味，想起這是老師身上常噴的香水，因此感到緊張。對孩子來說也是，當孩子聞到熟悉的氣味、過往在愉悅的環境中聞過的氣味，例如媽媽帶孩子出遊，孩子聞到媽媽頭髮洗髮精的香味，之後再聞到這個味道，會覺得在一個愉快的情境當中，我們稱為嗅覺記憶。

幫助2 避免環境中的危險因子

在環境中，我們可能會遇到瓦斯漏氣或火災所產生的燒焦味，當我們的嗅覺聞到了瓦斯的味道或是燒焦的味道，我們就會特別小心去觀察環境，甚至開始準備逃生。而味覺幫助我們辨認食物的好壞，是否腐爛、太鹹、太苦等，過度的味道可能對身體有害，味覺幫助我們攝取有幫助的無害食物。

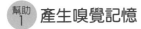

張老師的小提醒　　以氣味幫孩子集中注意力

坊間的芳香療法，就是藉由各種氣味來幫助情緒緩和，達到放鬆的目的，進而讓注意力更為集中。因此有些家長將特定的香精油放在正在讀書的孩子身邊，幫助孩子精神更為集中，提高讀書效率。然而各種香味對於孩子是有差異性的，無法指出特定味道對於孩子有特定效果，必須根據孩子的個別差異做選擇。

自我評估 我的孩子 有嗅覺＆味覺系統 整合問題嗎？

孩子若有下面 10 個現象，就有可能有嗅覺＆味覺系統整合問題。

評估 1 孩子是否對空氣中氣味的改變特別敏感？

有些孩子對於環境中味道的變化特別敏感，會覺得不喜歡、不適應，進而影響情緒甚至感到不悅。例如今天家中噴了芳香劑；教室昨天晚上用消毒水大掃除；孩子常穿的衣服經過洗滌之後有洗衣粉的味道。這代表著孩子對氣味改變的敏感度過高，對於氣味的適應能力較落後。

建議做法

面對這類孩子，必須在試圖改變氣味前，給予事先通知和準備，例如讓孩子知道將要大掃除、知道自己的衣服要清洗了，或帶著孩子一起做這些動作，帶著孩子在家中各處噴芳香劑，讓孩子知道氣味的改變是從何而來，這有助於嗅覺整合，讓大腦能夠去調整氣味前後不同的關連性，加強孩子面對氣味改變的適應性能力。

評估 2 孩子是否會排斥口味特別的食物？

有些孩子接受新的味道需要長時間的適應，對於第一次嘗試或味道特別強烈的食物，容易產生抗拒；有些孩子則是會排斥特定青菜的氣味或口味，讓家長認為他們偏食。

建議做法

遇到這種狀況我們並不能說孩子偏食，而是必須讓孩子多嘗試，在食物的選擇上，著重營養成分，而非食物的類別。如果其他的食物可以補足這樣青菜的纖維質以及維生素，就以其食物替代。父母不必刻意要求孩子一定要吃某樣食物或青菜。

評估3　孩子對於第一次接觸的物品是否喜歡用鼻子來聞一聞？

我們對於外界事物的認知，通常來自視覺或觸覺。對於一個新的玩具，孩子一定是先看到了覺得很高興、很新奇，進而伸手去摸摸它、操作它。有些孩子的嗅覺敏感度較強烈，對於外界的認識，常常是利用氣味來辨別，拿到新的東西或是平常的東西，第一步並不是仔細的觀察，而是先用鼻子聞一聞；對於這類孩子，我們可以說他是具有嗅覺的優勢。

建議做法

有些人看到這樣的行為會覺得很奇怪，然而我們必須同理孩子的行為，而非過於苛責，隨著正確的引導，孩子會減少這樣的行為，這是由於從認知層面上，孩子會學習到這麼做不太容易被接受，但這樣的行為可能還是存在，只是轉化成偷偷聞，或用手觸摸之後再聞手等較不被責怪的行為。

孩子是否對他人或家人的體味特別敏感？

　　有些孩子常常會嫌爸爸上班回來以後全身很臭，表示他對於別人身上的氣味較敏感。所謂敏感，不代表孩子不喜歡這樣的氣味，由於孩子需要藉由各種嗅覺來幫助大腦做好整合，需要更多的嗅覺刺激來幫助大腦作足夠的發展，因此有些孩子反而特別喜歡爸爸的體味，或媽媽身上的香水味。

建議做法

　　只要在孩子不會受傷的情況下，孩子對味道有偏好的行為其實是可以被允許的。

評估
9 **孩子是不是聞到了味道，卻沒有辦法形容是什麼味道、無法說出或找出味道的來源跟方向？**

　　孩子得到的嗅覺刺激會成為經驗儲存在大腦，因此聞到曾經聞過的味道，孩子可以藉由大腦的記憶，回憶出這些味道是屬於什麼物品，例如油漆味或媽媽煮飯時的油煙味。有些孩子聞到味道，會覺得這些味道似曾相識，卻無法說出這是什麼東西的味道，主因是大腦對於嗅覺的記憶能力還不夠成熟，因此需要更多的加強。

　　此外，我們會隨著香味找到香味的來源。例如走在路上聞到麵包的香味，我們可以藉由香味的來源找到麵包店的方向，然而有些孩子聞到香味卻不能辨別出這香味來自哪個方向，無法在環境中區辨各種香味的不同。孩子是否能在環境中找出他所需要的味道，仰賴「**嗅覺的專注力**」，像是專注在麵包的味道上，找出哪個方向的香味較濃烈，進而找到麵包店的方向。

建議做法

六歲前孩子若缺乏「嗅覺的專注力」能力，還可以接受，因為孩子在生活中不需要尋找味道的方向。上小學之後，如果孩子這項能力較落後，當同儕間討論香味或臭味的來源，孩子可能跟大家的意見相反或無法加入大家話題，進而影響人際關係。

評估 10 孩子無法確實描述食物的味道？

我們所吃的食物通常綜合各種食材，例如生菜拉沙裡有蔬菜、馬鈴薯、玉米粒和沙拉醬，若孩子吃了一口綜合食物後，無法分辨各別的味道，代表著孩子對於味覺的敏感度稍為落後。

建議做法

經過大人挑選的安全食物，孩子可以放心吃，但孩子長大後自己選擇食物，必須能自行判斷口中的食物是否安全、是否可以吃。如果發現吃進嘴裡的食物有怪味，要能夠找出是哪一個食物的味道，避免再吃到那項食物，此時味覺的選擇能力就顯得重要了，家長可透過本章提供的遊戲來強化孩子的能力。

孩子的嗅覺&味覺統合評估表

☐ 孩子是否對空氣中氣味的改變特別敏感？

☐ 孩子是否會排斥口味特別的食物？

☐ 孩子對於第一次接觸的物品是否喜歡用鼻子來
聞一聞？

☐ 孩子是否喜歡吃重口味的食物？

☐ 孩子是否對於大家已經聞到的氣味沒有感覺？

☐ 孩子對於菸味是否沒有感覺？

☐ 孩子會不會把手上的東西拿來舔一舔或咬一咬？

☐ 孩子是否對他人或家人的體味特別敏感？

☐ 孩子是不是聞到了味道，卻沒有辦法形容是什麼味道、無法
說出或找出味道的來源跟方向？

☐ 孩子無法確實描述食物的味道？

註：如果孩子在這些項目中包含4項以上，建議家長可以帶
孩子做進一步的評估。

♥ 親子一起玩嗅覺&味覺遊戲

（詳見《40招親子一起玩的感統遊戲小別冊》P. 48）

PART **8**

感覺統合外的
全方位遊戲

感覺統合的迷思

Q 爬行很重要，孩子一定要爬行多過於走路？

A 感覺統合理論在台灣發展了將近三、四十年，在這段期間中，感覺統合並沒有單獨的評估項目。三歲前的孩子通常以兒童發展的里程碑作為兒童感覺統合發展的觀察指標，例如老一輩人常說的「七坐八爬九長牙」。家長藉由孩子是否會爬行、爬多久來判斷孩子的肢體發展、感覺統合發展是否正常。也因此，對於爬行有些誤解。

對爬行常見的誤解

 誤解1 爬行可以刺激前庭覺？！

爬行的過程中，孩子會往四面八方移動，的確會獲得前庭覺的刺激，但仔細想想，孩子站起來走路之後，難道就沒有前庭覺刺激了嗎？其實孩子站起來之後，不只會走路還會跑、會跳，得到的前庭覺刺激反而更多。

誤解2 爬行可以刺激孩子的腿部肌肉？！

的確，爬行不僅可以刺激腿部肌肉，還包括軀幹的肌肉、身體的肌肉，還有手部肌肉的力量。但當孩子開始站起來走路，全身重量都壓在雙腿之上，孩子雙腿得到較大的壓力，也需要用較大的力量抵抗地心引力，腿部訓練獲得的效果大過於爬行。

爬得不夠，手部肌肉張力會較低

　　既然爬行那麼重要，如果孩子爬行不夠或沒有爬就開始走路，會有哪些影響？孩子爬行時需要全身用力，為什麼可以從爬行轉換成站起來用腳走路呢？因為在爬行的過程中，孩子的雙手、雙腳及軀幹的力量都在逐漸訓練，而雙腳的力量如果訓練得比較快，在達到足夠的力量後，就會往下一個階段發展，也就是從爬行轉換成站立，甚至發展出行走的能力。

　　如果孩子爬得不夠，或沒有爬的訓練就開始走路，這段時間身體為了維持平衡，會持續訓練腳的力量，但手的力量顯得訓練不足。在臨床上經常發現，如果孩子的爬行出現狀況，手的力量通常不足夠，手部的肌肉張力會較低，在操控玩具或拿筆寫字時，就會出現問題。

　　研究發現，我們不能把爬行當作孩子發展遲緩的原因，或許孩子的大腦從小就已經出現問題所以爬行有問題，將來的發展也同樣有問題。因此當孩子在爬行時，大人不要刻意要求孩子要如何爬，只需要給孩子一個愉快且安全的環境，像是鋪地墊的大房間，並移走房間內可扶站的物品，例如桌、椅等，讓他在環境中探索，孩子自然會爬得好、爬得足夠。

　　當孩子開始發展出行走的能力，也不要刻意認為爬行很重要而剝奪了孩子發展，要孩子繼續爬而不讓他走路。臨床上發現，有些需要訓練走路的孩子，是因為家長過於要求爬行，反而錯過了發展站立及發展行走的黃金期，造成孩子發展上的落後。

Q 孩子是扁平足怎麼辦？

A 臨床上發現，幾乎有百分之八十以上的孩子被診斷為扁平足，百貨公司或賣場也有許多販賣扁平足矯正鞋墊的專櫃。然而，孩子真的是扁平足嗎？人的腳底會有一個弧狀的腳弓，就像汽車的避震器，幫助我們在行走時候的緩衝，以及能長時間站立。而腳底沒有腳弓，踩在地上時呈現扁平狀，則稱為扁平足。

穿矯正鞋的 **2** 個原因

目前臨床上觀察，孩子多半不是因為骨骼問題而造成的扁平足，大部分是因為肌肉張力偏低的關係。當這樣的孩子將腳抬高，可以明確的看到足弓的存在，然而腳踩在地上時，由於身體重量的壓力加上腳底肌肉張力的不足，因此腳底無法維持腳弓的形狀，這樣的孩子是否需要穿扁平足矯正鞋墊？

事實上，這樣的矯正鞋墊並不具有家長所認為的矯正效果；就如同近視的人戴眼鏡一樣，戴上眼鏡看得清楚，但事實上原來的視力並沒有得到改善。那麼這樣的孩子需不需要穿上扁平足矯正鞋墊？答案是，要。原因有兩個：

原因1 在正確的足弓之下運動

因為藉由扁平足矯正鞋墊幫助孩子在正確的足弓之下運動，可以避免運動時，腳踩在地上所造成的反作用力，影響到腳踝、膝蓋、髖關節，甚至影響脊椎的穩定性。

原因 2 讓大腦知道腳弓的存在

藉由扁平足矯正鞋墊的腳弓壓迫，同時也在刺激肌肉通知大腦，讓大腦知道這裡的腳弓是有狀況的。

多給予腳底肌肉訓練

如何改善扁平足呢？除了穿矯正鞋墊外，應該要多給予腳底肌肉的訓練，像是利用腳夾球，或是稍微墊腳尖走路，都會促進腳底肌腱、肌肉的收縮，幫助足弓的形成。一般來說，足弓通常會在三歲時形成，因此孩子三歲前，不必刻意去觀察孩子是否為扁平足，等三歲之後再判斷才是最準確的。

Q 觸覺刷可以提升孩子的專注力嗎？

A 有些人認為觸覺刷（或稱治療刷），可以幫助孩子提升專注力。然而事實上，觸覺刷的功能常用來幫助孩子情緒穩定，當孩子情緒穩定後，專注力自然會提升。

觸覺刷的使用方法有很多種，端看我們需要孩子的情緒以及觸覺敏感性做何種調整。坊間所傳說的一些治療刷的觸刷方法跟技巧，大部分是針對較活潑好動的孩子，希望他們靜下來，然而每個孩子活潑好動的程度都不同，如果以觸覺刷刺激過度，反而會造成反效果。

觸覺刷較不易導致皮膚敏感

事實上，一般我們常用的觸覺刷，是外科手術醫師在手術前刷去手上的細菌所使用的刷子，這種刷子的特性在於觸刷皮膚多次也不會造成皮膚的紅、腫、敏感（讓外科手術醫師在操刀的時候，不會因為皮膚的紅、腫、敏感而無法拿刀子），所以當作治療刷就不會過度刺激。有些坊間的業者過於誇大這種觸覺刷的效用，像是在包裝內有一隻紅色的小柄，這個小柄是外科手術醫師刷完手之後用來剃掉指甲內髒污用的，然而商業界卻把它解釋成是用來清理刷子的，沒有給家長正確的觀念。

幫助孩子喜歡觸覺刺激

如果孩子真的有觸覺問題，我們會建議可以讓孩子在洗澡時，使用各式各樣洗澡用的毛巾、刷子等，請他自己試著拿來刷身體，一方面得到觸覺刺激，一方面訓練孩子的獨立性，教導他如何自己洗澡。如果孩子除了這些刷子之外，還需要一些刺激，建議可以帶孩子尋找各式各樣不同的刷子，探索出適合孩子的觸覺刺激，達到事半功倍的效果。

臨床上，經常看見媽媽拿著觸覺刷追著孩子刷，孩子在接受觸覺刷刷動時，不能做任何事情，因此會覺得無聊，當大腦接受到「不喜歡這樣的刺激」時，就算給再多的刺激，也達不到統合的效果。所以，觸覺刷是一個可以被運用的物品，然而真正要做的是，幫助孩子隨時隨地可以得到他願意且喜歡的觸覺刺激。

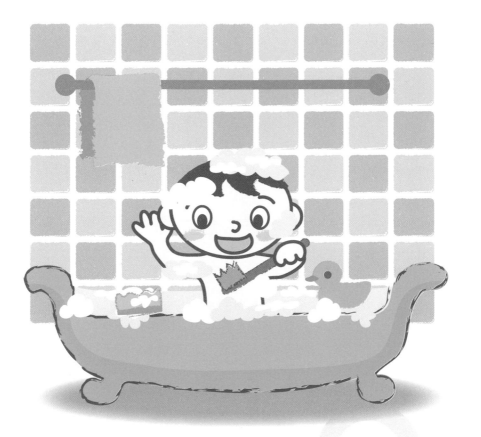

各種毛巾、刷子就是很好的觸覺工具。

Q 孩子老是墊腳尖怎麼辦？

A 孩子為什麼墊腳尖？從生理上來看，有可能是孩子腳後跟的阿基里斯腱過於緊張，造成腳跟無法往下壓，也就是無法讓腳底平貼在地面上，然而大部分的孩子不會有這樣的問題。

2歲前常因為好奇墊腳尖

首先我們要看孩子的年齡，如果孩子剛學會走路，大約在兩歲之前孩子學會走路了，代表他開始看得更高、看得更遠，孩子開始想要發覺環境中新奇的事物，包括桌上的東西，所以這時候的孩子常常會扶著椅子、攀著桌子，想要看上面擺放了什麼或想伸手要拿桌上的東西；由於身高不夠，孩子為了要拿到桌上的東西，便會墊腳尖，這是屬於自然現象，是孩子解決問題的方法之一，家長不用緊張。所以當孩子在剛開始學習走路的前六個月，若出現墊腳尖的現象，家長只須提醒孩子把腳放下來走路，如果孩子可以做到，便沒有問題，孩子也不會養成墊腳尖的習慣，請放心。

找出問題根源幫助孩子正常走路

從感覺統合的角度來看，如果孩子的觸覺過於敏感，走路時整個腳掌貼住襪子，再貼住地板，這樣的觸覺會讓他覺得不舒服，為了減少觸覺接觸的面積，於是孩子會養成墊腳尖走路的習慣，只讓腳的前端得到觸覺刺激，減少觸覺敏感的面積以及不舒服的現象。

至於本體覺整合有問題的孩子，由於需要更多的本體覺刺激，通常會很喜歡做「用力的活動」，所以也可能會有墊腳尖走路的習慣。

在物理學上，面積愈小所產生的壓力愈大，因此墊腳尖時，體重壓在腳尖的部分，各個關節得到的壓力也就更大，而為了要維持平衡，全身會更用力，藉此讓大腦得到更多的本體覺刺激來做更好的整合。

要改善孩子的墊腳尖問題，必須找出原因，並且提醒孩子，由孩子自己本身學會良好的自我控制，才能正常的走路。

Q 學步車會害了孩子嗎？

A 許多專家建議家長不要將孩子放在學步車中，很多家長聽到這樣的論點，認為學步車會害了孩子，事實上並不是這樣的。學步車正確應該稱為「螃蟹車」，因為當我們聽到學步車的「學步」兩字，會認為它可以幫助孩子走路，如同孩子要穿學步鞋一樣，孩子穿上學步鞋並不代表他馬上就會走路，而是這些鞋子輔助孩子練習走路，學步車也是相同的道理，只要適當的使用，對孩子其實是有幫助的。

適當、適時使用才可以幫助孩子

然而，父母可能會希望孩子提早學會走路，因此會在不適當的時機把孩子放在學步車中。孩子可以使用學步車的最好時機，是孩子可以單獨扶著東西站立時，大約是孩子九至十個月大左右；如果過早讓孩子坐學步車，例如四個月坐在學步車當中，孩子站不起來，但為了移動所以雙腳還是會努力用力，這時孩子的腿部骨骼肌肉發展還不夠成熟，過度使用雙腳，反而會造成肌肉疲累，甚至骨骼變形，導致孩子將來走路時出現問題。

除此之外，學步車不能做為孩子的保母，別以為把孩子放在學步車之後，大人就沒責任了。孩子在練習走路時，一定會不穩，當孩子在學步車中坐著踢腳時，學步車可能會突然滑行幾公尺遠，而這樣距離和速度，對孩子而言就可能會造成危險。因此，當孩子坐在學步車裡，爸媽反而要更加注意，避免孩子在學步車中過於興奮，導致速度過快，被夾傷或撞倒。

Q 感覺統合需要上課嗎？

A 感覺統合能力如同身體的消化能力，與生俱來就有，然而為什麼大家開始覺得感覺統合需要上課？除了坊間的商業操作外，由於孩子的活動空間受到限制，大部分時間都待在室內，較少機會能到處發展肢體去奔跑、跳躍和攀爬，感覺刺激不夠，整合的效果大打折扣，因此孩子的感覺統合就易出現狀況。

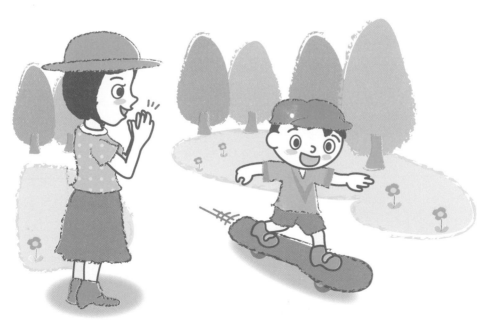

大自然是孩子最好的感統教室。

戶外活動足　感統能力自然進步

　　孩子需要到特別的機構上感覺統合課程嗎？其實，爸媽每天或每個週末只要有機會帶孩子去戶外奔跑、跳躍、健行爬山，孩子的感覺統合能力自然就會進步。以前的孩子，或現在住在鄉村的孩子，發生感覺統合問題的比例相對較低，因為他們的日常生活就有很多活動的機會，反而都會中的孩子不僅活動空間受到限制，連生活作息大部分都屬於靜態的學習，所以肢體沒有辦法獲得伸展，感覺統合自然就會落後。

　　除了多到戶外活動外，如果家中經濟允許，當然可以去上坊間機構的感覺統合課程，在課程選擇上，最主要並不是要求孩子要做多少次的某項活動，重點在於孩子是不是可以快樂的進行活動，唯有快樂的進行這些感覺統合遊戲，大腦才願意接收這些訊息，也才能達到統合的效果，否則這些感覺統合遊戲，就只能稱為體能活動了。

影響日常生活時應前往治療

　　當孩子的感覺統合問題影響他的人際關係、生活作息、親子關係，甚至是學習狀況，這時候就不該只是進行平常的活動練習或僅是到機構上課就可以了，而是要積極尋求職能治療師的協助，因為孩子需要的是感覺統合「治療」了，治療方向針對感覺統合異常已經造成困擾的孩子，用最有效的方式協助改善。這需要職能治療師的專業評估以及設定計劃，更需要家長的配合，除了依照固定的時間帶領孩子前往治療，更需要與治療師溝通平常應該如何帶領孩子、與孩子一起進行感覺統合遊戲，才能在最短的時間內幫助孩子恢復正常，趕上其他同齡孩子的發展進度。

感覺統合之後的遊戲

除了感覺統合之外，有些能力也是孩子成長過程中不能忽略的，像是手眼協調、精細動作、肌肉力量、雙側協調及認知等。

手眼協調——手眼互相配合的能力

手眼協調指的是眼睛與手相互配合，例如媽媽手上拿著餅乾，孩子眼睛看到了餅乾，伸手過去可以拿得到餅乾，這代表手眼協調的能力很好。在孩子的日常生活當中，拿玩具、運筆寫字都需要手眼協調的能力。根據動作表現的複雜度對手眼協調分級，可分為三級：

階段1 眼睛看到什麼就去拿什麼

看到玩具車在前面伸手過去拿，看到媽媽的眼鏡直接手伸過去抓眼鏡，這是最基礎的手眼協調。

階段2 眼睛看著物體，手必須拿另外一個物體跟它做動作

例如丟球，孩子的眼睛看著與自己隔著一段距離的桶子，手上拿了球之後，必須要知道自己手的位置、控制力量，才能夠把球丟進桶子裡，這是較高層次的手眼協調。

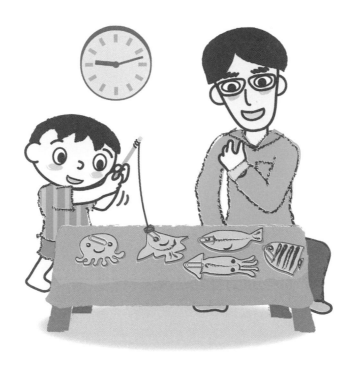

手眼互相配合也是孩子的重要能力。

階段3 眼睛看著一個物品同時操縱另外一個物品,不直接接觸物品卻能使這個物品做移動

　　最明顯的例子是控制電腦的滑鼠,很多孩子在開始接觸電腦時,無法好好控制滑鼠(這不見得是手眼協調問題,而是缺乏練習經驗)控制滑鼠讓螢幕上的指標移動,對孩子來說,大腦無法快速的掌握這之間的連結,因此會產生遲疑,有些感覺統合出現狀況的孩子無法理解為什麼控制滑鼠左右移動,螢幕上面的指標就會左右移動;控制滑鼠往前推,螢幕上的指標就會往上移動,這便是手眼協調出現了問題,需要更多的感覺統合以及手眼協調的訓練。(遊戲方式詳見《40招親子一起玩的感統遊戲小別冊》P. 56)

精細動作——偏向靜態動作

人的動作可分為大動作（粗動作）以及精細動作，大動作指的是我們在環境中移動的動作，例如走路、奔跑、跳躍等。精細動作則是偏向靜態動作，例如撿豆子、操作筷子、拿筆寫字等。如果以身體部位來分，手腕往肢體末端，例如手腕、手掌、手指頭所產生的動作稱為精細動作；手腕之上的動作，例如揮手再見稱為大動作。

孩子在日常生活中都會運用到精細動作，只是這些動作是否熟練，因此我們設計一些遊戲，讓孩子藉由有趣的遊戲進行感覺刺激的活動，提升精細動作的表現。（遊戲方式詳見《40招親子一起玩的感統遊戲小別冊》P. 60）

肌肉力量——提升肌肉耐力

訓練孩子的肌肉力量，除了提升孩子的動作爆發性，更重要的是幫助孩子提升肌肉耐力，讓孩子上課可以坐得住、坐得久，拿筆寫字不容易手痠，可以將字寫得更漂亮。（遊戲方式詳見《40招親子一起玩的感統遊戲小別冊》P. 64）

雙側協調——左右對稱的能力

人是對稱的動物，站立時，從鼻子往地上畫一條直線，可以發現人是左右對稱的。因此利用左右對稱的部位來完成一件任務時，所需要的能力就稱為雙側協調的能力。例如抱起孩子，要兩隻手一起；拿起一個沈重的水桶，需要兩隻手一起幫忙，這都需要雙側協調的能力以及技巧。而雙側協調能力的表現可以分為兩種：

種類 1 兩側對稱的動作

例如接球，兩隻手同樣向身體中線靠近接住球，或是丟球，兩隻手同時向前將球丟出，屬於對稱的動作。

種類 2 不對稱的動作

例如寫字時，一隻手要壓住紙張，另一隻手拿筆寫字，兩隻手做不同的動作；吃飯時，一隻手拿起碗，另一隻拿筷子或湯匙。

在臨床上，當雙側協調有問題的孩子，常常不只是丟接球會有問題，連吃飯喝湯都會出現狀況，例如一手拿著湯匙要舀湯，另外一隻手卻把湯給打翻了；把碗拿好時，另一隻手上的湯匙歪斜，使湯漏下來了。雙側協調能力會影響孩子的日常生活，當孩子表現不好的時候，會讓家長覺得孩子笨拙或不專心，然而事實上，孩子是感覺統合，尤其是雙側協調出現了問題。（遊戲方式詳見《40招親子一起玩的感統遊戲小別冊》P.68）

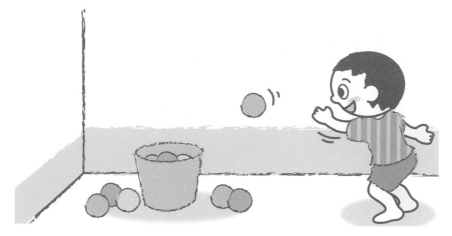

雙側協調能力有助提升孩子的日常生活表現。

認知──正確認識及使用物品

　　身體從各個感官得到的訊息稱為「**感覺**」，各種感覺訊息傳到大腦後，大腦確定了這些感覺訊息所代表的意義，稱為「**知覺**」。例如桌上有一個物品，我看清楚了它的形狀、顏色，代表我的視覺沒有問題，藉由看到的形狀跟顏色，我可以判斷出它是一個杯子，這是「**視知覺能力**」的表現，接下來，我知道該怎麼使用這個稱作杯子的物品，我不會把它拿顛倒，讓裡面的水倒出來，這個能力就稱為「**認知**」能力。

　　一般來說，一個個體能夠把認知能力表現好，牽涉了判斷能力、定向記憶、抽象思考能力以及計算能力。因此，在感覺統合刺激遊戲之後，如果我們要透過遊戲訓練孩子的認知能力。（遊戲方式詳見《40招親子一起玩的感統遊戲小別冊》P. 74）

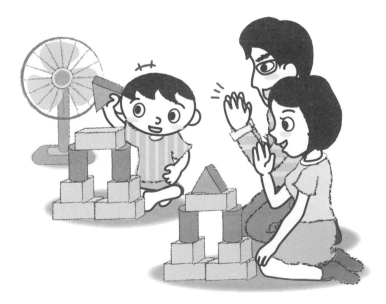

認知能力可以幫助孩子正確使用物品。

戶外是孩子最好的感統教室

感覺統合活動的進行，絕大部分是在室內，這是由於制度以及活動設計的關係。然而孩子要得到足夠且快速的感覺統合發展，我們仍然會建議到戶外活動。因為戶外的陽光、空氣以及環境的差別，對孩子的感覺統合會更有幫助。

戶外的空氣流動會比室內環境好，雖然戶外可能會有空氣污染，但是室內的環境空氣不流通，可能也對孩子有不好的影響。

適度陽光照射　有助人體健康

最重要的是，戶外有陽光，在室內的燈光照射永遠比不上陽光對我們的幫助，研究指出，陽光可以幫助合成維生素 D，而維生素 D 除了可以調整免疫能力，更可以幫助吸收更多的鈣質，鈣質可以幫助孩子骨骼的成長以及牙齒的發育。

此外，陽光對於人體疾病、情緒都有幫助，光照不足，容易讓人產生憂鬱症，因此精神科治療當中，會鼓勵這些病患走出戶外，接受陽光的照射來改善情緒的狀況。長時間待在屋內的孩子，除了陽光照射不足之外，再加上大部分都是靜態的學習，孩子易承受過多的壓力，也使得憂鬱症、焦慮症的年齡逐漸下降。

有些父母在意陽光會把皮膚曬黑，或是嚴重一點會造成皮膚癌，所以在孩子從事戶外活動時，總喜歡幫孩子塗上一層厚厚的防曬乳，避免孩子的皮膚曬黑，然而研究指出，因陽光照射而引起皮膚癌的原因並不是來自於陽光本身，而有可能是來自於防曬乳中的某些成分在陽光的照射下變質，因此引發了皮膚癌。

所以適當的陽光照射對人體是有幫助的，我們只要注意避免讓孩子在陽光照射下過久，或是在上午十點至下午三點時曝曬。

大自然　孩子最好的啟蒙教室

孩子在戶外活動除了得到陽光的照射、呼吸新鮮空氣以外，還有助於環境的探索。由於室內屬於人造環境，變化性不大，孩子若長時間待在屋內，會漸漸對於屋內的環境失去興趣，而缺乏探索的動機，進而使得刺激不足造成感覺統合的問題。

當孩子在戶外活動，可以自由的在大自然中探索，看看花、草、昆蟲，不僅提升了孩子的感覺統合，更有助於孩子的創造能力及問題解決的能力。例如在戶外，沒有打火機該如何升火等。

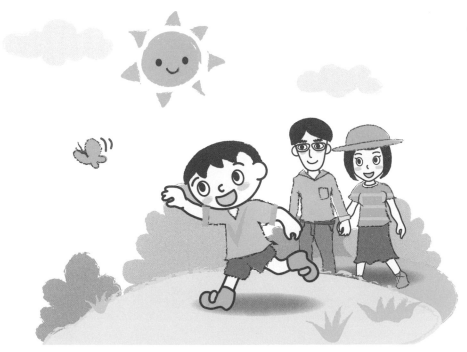

帶孩子到戶外玩感統，是最有效的啟蒙。

149

戶外活動的 2 個原則

在戶外活動的過程中，請家長注意 2 項原則：

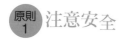 **注意安全**

孩子的任何活動都應以安全為優先考量，然而所謂的安全，並不是指「這個地方可能會發生危險」、「這個地方可能會讓孩子跌倒」，所以不斷禁止孩子玩。而是我們要幫助孩子做好防範措施，除了提醒孩子哪些地方有危險之外，還可以幫孩子準備護具，例如安全帽、護膝、護肘等，只要孩子在跌倒或碰撞時不會受傷，我們就應該鼓勵孩子去玩。如果我們因為稍微危險就不讓孩子嘗試，那麼孩子將來更不懂得判斷危險及如何維護自身的安全。

保持清潔

孩子常常因為手上摸到不乾淨的東西，在不知不覺中將髒東西吃下肚，導致「病從口入」，因此父母要提醒孩子正確做好清潔的動作。清潔的要點也並不是只要認為「這個地方會髒」、「會造成孩子生病」就不讓孩子接觸，而是要在孩子將手放入嘴巴之前，做好清潔的動作。例如沙灘對於孩子來說是一個很好的觸覺來源，但是我們會擔心沙灘裡是否有不乾淨的成分，或是是否有貓狗在沙灘活動造成細菌的累積。但是，不應該因為怕髒就不讓孩子玩，而是應該提醒孩子，接觸過沙子之後要立刻清潔雙手，才能在沙灘中玩得更盡興。

戶外活動的 2 個注意事項

在戶外活動的過程中，家長須注意 2 個事項：

注意 1 適時補充水分

在戶外孩子的活動量會比在室內來得高，加上陽光的照射，孩子更容易流汗、散發水分，因此適當的補充水分是必要的。有些家長問：「我的孩子不喜歡喝水只喜歡喝飲料該怎麼辦？」其實這是因為當孩子大部分的活動空間都在室內，水分排出的量較少，大腦對於水分的需求較低，所以大腦不想接受沒有味道的白開水，而有甜味的飲料會引起孩子喜悅的情緒，因此孩子會喜歡喝甜的飲料。但在戶外活動之後，水分大量散失後，大腦發現體內缺水、需要補充水分，這時候即使是白開水，孩子都會喝得很快樂。

注意 2 流汗後的保溫

孩子在戶外盡情活動後，多半會流汗，頭髮和身體都濕答答的，如果這時吹到風，很容易引起感冒或身體不適，因此對於體表溫度的保溫顯得特別重要。建議孩子在戶外活動時，不僅要帶一瓶水，也要帶一套更換的衣服。當孩子流汗時，我們要用毛巾幫孩子把汗擦乾，換上乾爽的衣服，這不僅維護孩子的健康，對大腦來說，活動過後，如果全身還是濕濕黏黏的，大腦會判斷這樣的活動對自己個體來說是不恰當、不愉悅的，因此下次要活動時，大腦會自動回想出濕黏的感覺，孩子就會不喜歡戶外活動。如果我們幫孩子換上乾爽的衣服，孩子不僅當下的情緒會變好，將來從事戶外活動時，孩子就會回想起運動完更換衣服後的清爽感覺，孩子將會更喜歡到戶外活動。

3 個適合孩子活動的時間

時間1 下課時間　短暫時間的利用

　　孩子在教室坐了一節課之後，遇到下課時間，基本上所有的孩子都會自己去從事遊戲，不需要大人的特別設計。然而孩子的下課時間可能被老師剝奪，例如孩子上課不專心、亂動或破壞教室秩序，而被老師限制下課不能出去玩，必須坐在位置上。結果老師通常會發現，在下一堂課時，孩子顯得更躁動，無法安靜下來。

　　這是由於孩子在前一節課時，大腦認為個體必須要活動，以得到足夠的刺激，因此直接下命令要孩子站起來走路、奔跑或跳躍，但孩子心裡知道上課必須坐好，在這樣的衝突之下，孩子會出現動來動去、不安分、坐不住的現象。

　　這不是孩子故意的，而是這個時候大腦需要得到刺激，老師卻剝奪孩子下課活動的機會，導致大腦變得更為急躁不安，所以在第二節課的時候更坐不住了。因此老師要給予孩子處罰時應該順應孩子的需求，像是鼓勵孩子「多動」，例如幫老師跑腿、排桌椅等，以「動」的方式來處罰孩子，不僅可以讓孩子得到警惕，也讓大腦生理需求得到了滿足，在下一節課時，孩子可以表現得更為優秀。如果孩子不懂得安排下課時間，可以建議幾項活動：

遊戲 1　動態的球類活動

- 由於球會彈跳及滾動，移動的範圍較大，孩子在接球、丟球、撿球的過程中，可以得到足夠的活動量，也就是前庭的刺激；在丟接球的過程中，也可以得到手眼協調的訓練。

提醒　要注意的是，下課時間的活動量是否會影響下一節課的進行，提醒孩子避免消耗過多體力，以免因為體力耗盡而無法專心上課。

遊戲 2　靜態的卡片活動

- 靜態的卡片活動屬於認知遊戲，而且需要同伴一起參與，可幫助孩子的人際互動技巧。卡片遊戲過程中，孩子可以學到規則、輪流以及等待的技巧，對孩子的穩定度有極大的幫助。
- 由於遊戲進行中，大腦不斷的在運作，下一節課上課時，孩子的反應速度會變得更快。然而卡片遊戲比上課來得有趣，如果孩子在下課時間玩卡片遊戲，有可能到了上課鐘響了還依依不捨，容易出現老師在台上講課，孩子頭腦裡運轉的卻是卡片遊戲的內容，導致不專心。

提醒　建議孩子在下課時間玩卡片遊戲，應該在上課前三分鐘就將卡片收好，然後去上廁所做準備上課的預備，如此孩子才能在下一節課表現得更為優異。

　　由於現代父母較為忙碌，孩子多半交由保母或祖父母帶養，父母跟孩子的相處時間顯得不夠，除了親子關係不容易建立以外，孩子的感覺統合能力也會受到影響。保母或長輩較注重孩子吃得飽、長得健康，當孩子想要開始奔跑、跳躍或活動時，保母可能會擔心孩子受傷，無法給父母交待，因此會制止孩子的活動，造成孩子得到的感覺刺激不夠。

　　臨床上統計，除非擁有足夠的兒童發展知識，否則交給祖父母、外傭或保母照顧的孩子，發展遲緩的機率較高。建議父母每天至少抽出兩小時或週六假日陪伴孩子閱讀、進行遊戲，才能彌補孩子欠缺的感覺統合訊息，並建立好親子互動關係。

　　父母要儘量跟孩子玩，而不是叫孩子自己玩，因為感覺統合中，能幫助大腦統合的要件在於「大腦可以經由活動後得到的回饋來重新建立統合、重新建立這些感覺訊息的處理方式」，如果讓孩子自己玩，孩子只能單純從教具、玩具得到回饋，缺少了父母給予的鼓勵、讚賞及指導，這樣感覺統合的效果也是不夠的。

　　父母經過一週的工作，可能會缺乏精力跟孩子玩耍，其實父母不一定要與孩子玩很多體力上的活動，只要能陪孩子聊聊天、講講話，或引導孩子如何進行活動，都能讓孩子對於父母的陪伴感到喜悅，同時得到良好的感覺統合的結果。爸媽可以陪孩子玩的親子遊戲建議：

遊戲1 **積木遊戲**

- 堆疊積木需要動手及動腦，有時候爸媽忙完一天的事已經疲累了，無法創造出特別的積木城堡，這時候不必急著跟孩子比賽堆疊城堡，可以用語言指導孩子，告訴孩子需要什麼顏色的積木、想要什麼形狀的積木，請孩子幫爸媽堆疊，相信每個孩子都是樂於助人的，他會願意幫助爸媽一起蓋一座城堡。

- 請孩子說說看，在這個城堡中，爸爸媽媽要住哪裡？他要住哪個房間？遊戲中，不僅孩子發揮創作力，也增進親子間的互動，同時幫助孩子的精細動作發展。

提醒
如果我們將積木放在較遠的一端，孩子必須來回走動，拿取積木到另外一處堆疊，如此可以提供前庭訊息，而父母只要發號口令，不用必跟著孩子跑，輕輕鬆鬆陪伴孩子玩出感統力。

遊戲2 **兩人三腳**

- 兩人三腳活動因為必須移動，所以有本體覺、前庭覺的刺激。孩子必須觀察如何跟大人配合活動，更要懂得規則，否則會跌倒，在孩子不熟悉遊戲規則的狀況下，會漸漸發現，聽從大人的指令時可以走得比較好，也比較不會跌倒，因此孩子在這個遊戲過程中，不僅提升感覺統合能力，同時也培養了聽從大人指令的習慣，讓親子關係更為緊密。

提醒
父母與孩子需要更親近的活動跟關心，像是「兩人三腳」活動不僅可以跟孩子拉近關係，更可以培養默契。

時間 3 戶外時間　假日時間的利用

　　根據近年的研究統計，感覺統合出現問題的最大原因在於「感覺刺激的經驗不夠」，如果孩子每天只在教室和家中活動，缺乏戶外活動的機會，長久處於雷同的、沒有變化的環境，大腦會不願意接受新刺激，之後即使給予再多的刺激，對統合的效果也是於事無補。反之，讓孩子在戶外的環境接受太陽的照射，大腦較會接受新刺激，統合的效果也比較好。戶外活動除了利用公園、遊戲場裡的遊樂設施外，爸媽也可以跟孩子玩以下的活動。戶外遊戲建議：

遊戲 1 吹泡泡

- 利用肥皂水吹出泡泡，除了可以訓練孩子口腔動作之外，更可以讓孩子在吹出泡泡之後去追打泡泡，在這遊戲過程中，孩子除了訓練到手眼協調能力，同時也增進了動作技巧，以及體力的培養。

提醒 同時，孩子必須追蹤泡泡在哪裡，進而開始計畫該如何動作，才能打到最多的泡泡，因此，孩子的注意力會提升、同時動作計劃的能力也會更好。

遊戲2 拍氣球

- 追逐氣球的過程中，前庭覺得到刺激，肌肉力量得到訓練，又由於孩子追到氣球後要把氣球拍高，在雙手的協調性以及肌肉力量也可以得到訊息刺激。

提醒 雖然在室內也可以拍氣球，但在戶外，沒有屋頂及家具的阻礙，孩子可以更盡情的跟氣球做互動，加上戶外的空氣流動較大，氣球可能會被風吹往不同的方向，所以孩子必須更注意氣球飄往哪裡，因此獲得注意力的訓練。

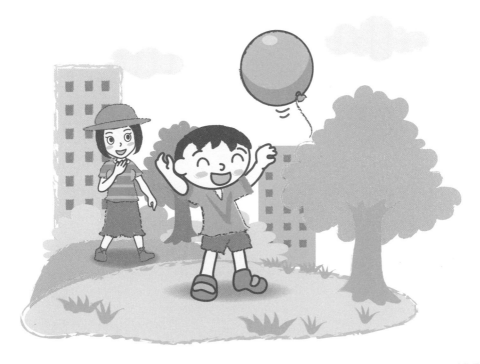

阿鎧老師10天就看到成效的感統遊戲[最新修訂版]

作　　者／張旭鎧
企畫選書／陳雯琪
副 主 編／陳雯琪
採訪撰文／蔡佩瑤
特約編輯／陳素華

行銷經理／王維君
業務經理／羅越華
總 編 輯／林小鈴
發 行 人／何飛鵬
出　　版／新手父母出版
　　　　　城邦文化事業股份有限公司
　　　　　台北市中山區民生東路二段141號8樓
　　　　　電話：(02) 2500-7008　傳真：(02) 2502-7676
　　　　　E-mail：bwp.service@cite.com.tw
發　　行／英屬蓋曼群島商家庭傳媒股份有限公司城邦分公司
　　　　　台北市中山區民生東路二段141號11樓
　　　　　讀者服務專線：02-2500-7718；02-2500-7719
　　　　　24小時傳真服務：02-2500-1900；02-2500-1991
　　　　　讀者服務信箱 E-mail：service@readingclub.com.tw
　　　　　劃撥帳號：19863813
　　　　　戶名：書虫股份有限公司

香港發行所／城邦（香港）出版集團有限公司
　　　　　香港灣仔駱克道193號東超商業中心1F
　　　　　電話：(852) 2508-6231　傳真：(852) 2578-9337
　　　　　E-mail：hkcite@biznetvigator.com
馬新發行所／城邦（馬新）出版集團 Cite(M) Sdn. Bhd.
　　　　　41, Jalan Radin Anum, Bandar Baru Sri Petaling,
　　　　　57000 Kuala Lumpur, Malaysia.
　　　　　電話：(603) 90578822　傳真：(603) 90576622

封面設計／劉麗雪、版式設計／徐思文
內頁排版／鍾如娟
插圖／陳逸平
製版印刷／卡樂彩色製版印刷有限公司
2013年11月7日 初版　　　　　　　Printed in Taiwan
2022年06月23日3版1刷
定價：450元
ISBN：9786267008195
ISBN：9786267008225 (EPUB)
有著作權‧翻印必究（缺頁或破損請寄回更換）

國家圖書館出版品預行編目(CIP)資料

阿鎧老師10天就看到成效的感統遊戲/
張旭鎧著. -- 3版. -- 臺北市：新手父母出
版，城邦文化事業股份有限公司出版：英
屬蓋曼群島商家庭傳媒股份有限公司城
邦分公司發行, 2022.06
　　面；　公分. -- (好家教系列；SH0121)
ISBN 78-626-7008-19-5((平裝)
1.CST: 職能治療 2.CST: 感覺統合訓練
3.CST: 兒童遊戲
418.94　　　　　　　　　　　111008761

城邦讀書花園
www.cite.com.tw

40招

親子一起玩的
感統遊戲小別冊

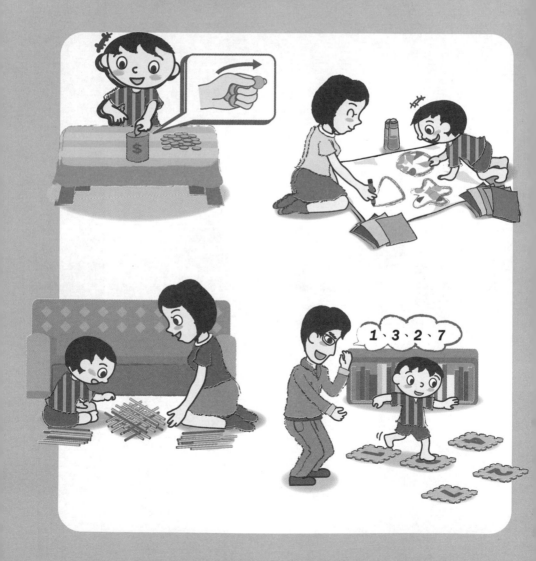

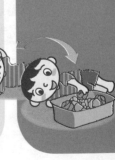

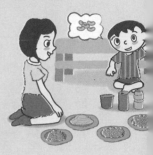

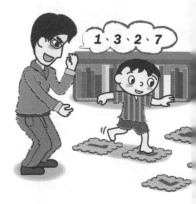

1、3、2、7

在表中，家長可記錄孩子每一天的活動有哪三項，並依表現程度和喜愛程度以 0 ～ 10 分來評估。

日期	暖身活動	重點活動	緩和活動
第 1 天 （　月　日）	活動名稱： 表現程度 (0~10 分) 喜愛程度 (0~10 分)	活動名稱： 表現程度 (0~10 分) 喜愛程度 (0~10 分)	活動名稱： 表現程度 (0~10 分) 喜愛程度 (0~10 分)
第 2 天 （　月　日）	活動名稱： 表現程度 (0~10 分) 喜愛程度 (0~10 分)	活動名稱： 表現程度 (0~10 分) 喜愛程度 (0~10 分)	活動名稱： 表現程度 (0~10 分) 喜愛程度 (0~10 分)
第 3 天 （　月　日）	活動名稱： 表現程度 (0~10 分) 喜愛程度 (0~10 分)	活動名稱： 表現程度 (0~10 分) 喜愛程度 (0~10 分)	活動名稱： 表現程度 (0~10 分) 喜愛程度 (0~10 分)
第 4 天 （　月　日）	活動名稱： 表現程度 (0~10 分) 喜愛程度 (0~10 分)	活動名稱： 表現程度 (0~10 分) 喜愛程度 (0~10 分)	活動名稱： 表現程度 (0~10 分) 喜愛程度 (0~10 分)
第 5 天 （　月　日）	活動名稱： 表現程度 (0~10 分) 喜愛程度 (0~10 分)	活動名稱： 表現程度 (0~10 分) 喜愛程度 (0~10 分)	活動名稱： 表現程度 (0~10 分) 喜愛程度 (0~10 分)

註：家長可將下面的十天感統遊戲計畫表影印放大後使用。

日期	暖身活動	重點活動	緩和活動
第6天 （　月　日）	活動名稱： 表現程度 (0~10分) 喜愛程度 (0~10分)	活動名稱： 表現程度 (0~10分) 喜愛程度 (0~10分)	活動名稱： 表現程度 (0~10分) 喜愛程度 (0~10分)
第7天 （　月　日）	活動名稱： 表現程度 (0~10分) 喜愛程度 (0~10分)	活動名稱： 表現程度 (0~10分) 喜愛程度 (0~10分)	活動名稱： 表現程度 (0~10分) 喜愛程度 (0~10分)
第8天 （　月　日）	活動名稱： 表現程度 (0~10分) 喜愛程度 (0~10分)	活動名稱： 表現程度 (0~10分) 喜愛程度 (0~10分)	活動名稱： 表現程度 (0~10分) 喜愛程度 (0~10分)
第9天 （　月　日）	活動名稱： 表現程度 (0~10分) 喜愛程度 (0~10分)	活動名稱： 表現程度 (0~10分) 喜愛程度 (0~10分)	活動名稱： 表現程度 (0~10分) 喜愛程度 (0~10分)
第10天 （　月　日）	活動名稱： 表現程度 (0~10分) 喜愛程度 (0~10分)	活動名稱： 表現程度 (0~10分) 喜愛程度 (0~10分)	活動名稱： 表現程度 (0~10分) 喜愛程度 (0~10分)

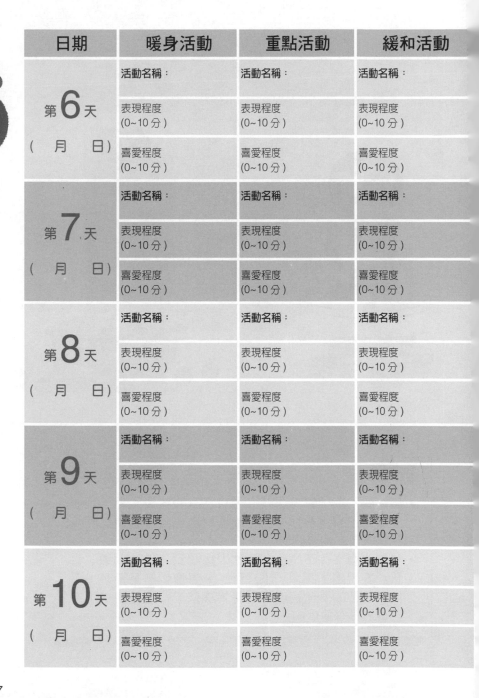

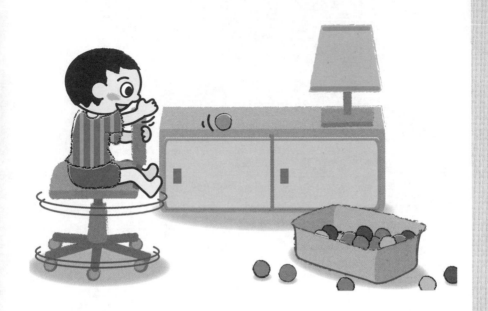

遊戲叮嚀

- 旋轉時，孩子會專注在自己有沒有將球投入籃子，而忽略自己有沒有好好坐在旋轉椅上，父母必須提醒孩子注意自己的坐姿。
- 父母要觀察孩子是否在活動中接觸到過量的刺激，當孩子表現出丟不準、不想玩了、表情較為呆滯時，可能是旋轉的刺激過度，這時要讓孩子靜坐休息，不要再重複具有速度的活動。

親子一起玩**前庭遊戲**

遊戲
1

小小咖啡杯

適合年齡：3歲以上

道具 籃子、紙球、附輪旋轉椅。

準備 先放好旋轉椅，在旋轉椅兩端，一端放球、一端放籃子。

玩法

- 讓孩子坐在旋轉椅上，如果旋轉椅有椅背，可以請孩子抱著椅背坐著，如此在旋轉時可以更安全。
- 由父母協助旋轉，或由孩子自己旋轉椅子，在旋轉的過程中，媽媽遞球給孩子，孩子拿到球後，對準籃子，將球丟進籃中。
- 建議旋轉速度大約是兩秒鐘一圈較為合適，如果由孩子自己旋轉時，可以讓孩子自己控制出可以拿到球並投入籃子中的適當轉速。

簡單一點的玩法

若孩子在旋轉的過程中無法將球準確丟進籃子裡，而感到挫折，爸媽可以將球和籃子放在同一邊，孩子轉過來時，拿到球就可以立刻丟入籃子內，然後再轉一圈、再拿球丟入籃子，可以增加孩子的信心。

困難一點的玩法

可以將籃子和椅子的距離拉遠，孩子必須練習抓準時間，才能將球投入籃子裡。也可以變化玩法：準備一張桌子，利用積木取代籃子和球。當孩子旋轉時，將積木遞給孩子，孩子必須抓準時機握住積木，並在極短的時間之內將積木放在桌上並且疊高。父母可以觀察孩子最多可以疊高幾個積木，做為進一步練習的挑戰目標。

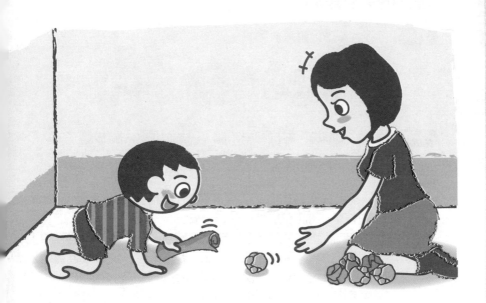

遊戲叮嚀

- 孩子揮動棒子時可能會感覺到興奮,而忽略了安全和規則,因此遊戲開始前就要規定孩子,紙棒只能拿來打紙球,不可以打其他物品或人。
- 如果紙棒經由打擊而變軟,可以利用較硬的紙再將紙棒加厚固定,也可以塑膠棒代替。

親子一起玩**前庭遊戲**

遊戲
2　**攔截攻擊**

適合年齡：3歲以上

道具　紙球、紙棒。

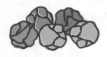

準備　將紙球集中在一處，媽媽坐在紙球旁，孩子拿著紙棒，坐在離媽媽三公尺的地上準備。

玩法

- 媽媽拿一顆紙球，當作飛彈，滾向孩子，可以對著孩子的左邊或右邊滾過去，孩子利用爬行的方式，拿紙棒打擊紙球，阻擋紙球飛彈攻擊到自己的陣地。

簡單一點的玩法
對於較小的孩子，媽媽丟球的時候，就直接對著孩子滾動，孩子必須判斷時機，用力以紙棒打擊紙球。

困難一點的玩法
媽媽將球往四面八方滾動，請孩子將球打擊出去之後，再利用爬行、跳躍、奔跑的方式，將紙球拿回來。各種動作都可以提供孩子充分的前庭速度刺激。

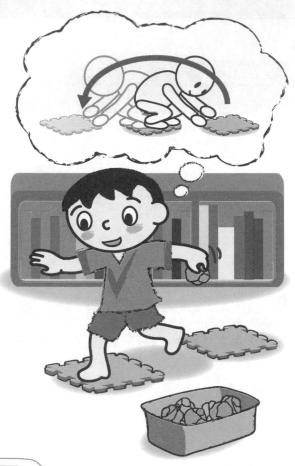

- 大部分家庭的地板較光滑，父母要觀察及調整巧拼墊之間的距離，以免孩子跳躍時因地墊滑動而跌倒。
- 由於遊戲過程會接觸地面，遊戲結束後，應請孩子立刻清潔雙手，以免不經意將沾著細菌或髒污的手放進口中。

親子一起玩**前庭遊戲**

遊戲
3

地墊火車

適合年齡：4 歲以上

道具 巧拼墊、籃子、紙球。

 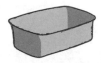

準備 將巧拼墊放在地上，兩片之間的距離約 30 公分。

玩法

- 讓孩子站在第一片巧拼墊上，請孩子跨越到下一個巧拼墊後，回頭將身後的巧拼墊拿到前方，再向前跨，重覆相同的動作，只能踩在巧拼墊上前進。
- 孩子一開始可能會覺得有點困難，但經過練習後反而會覺得無趣，因此我們可以加入籃子及紙球，讓孩子帶著球移動，將球投入另一端的籃子裡，籃子與紙球保持大約 3 公尺到 5 公尺的距離，這樣也可以同時訓練孩子的手眼協調。

簡單一點的玩法

遊戲過程中，孩子會因為重複跨步覺得疲累，因此我們可以將巧拼墊的距離縮短，但不相連，讓孩子不用太費力跨出大步伐，如此重複蹲下、站起、向前移動的次數會增加，同樣也會提供足夠的前庭刺激。

困難一點的玩法

可以要求孩子用跳躍的方式，從第一個巧拼墊跳到下一個巧拼墊，這樣的過程可以提供更充分的前庭訊息。也可以拉開巧拼墊之間的距離，如此孩子更要藉由前庭系統來控制自己的肢體，讓自己可以安全的跳到下一個巧拼墊上。

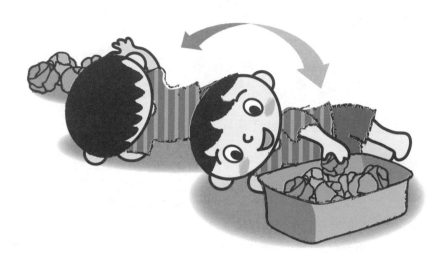

遊戲叮嚀

- 避免孩子為求快速而將球亂丟，導致其他人行走時踩到球發生危險，因此可以要求孩子，如果球沒有丟進籃子，必須過去把球撿回來放進籃子裡，才可以進行下一顆球。
- 孩子在翻滾時，可能無法注意到周遭的物品而產生碰撞，爸媽可以將物品移開，或提醒孩子保護自身安全的方式，在翻滾的過程當中，學會控制動作，以避免受傷。

親子一起玩**前庭遊戲**

翻滾運球

適合年齡：5 歲以上

道具 籃子、紙球。

 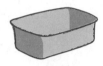

準備 將球聚在一處，並將籃子放在距離 3 到 5 公尺處。

玩法

- 請孩子躺在球堆旁，拿起一顆紙球，利用側滾翻的方式，讓自己翻滾到籃子邊，將球投入籃子之後，再滾動回來拿下一顆球，直到投完全部的球。

簡單一點的玩法

若孩子的動作能力尚未能控制好，翻滾身體時可能會滾歪、沒辦法滾到籃子邊。爸媽可以降低難度，讓孩子用爬行或走路的方式，自一端拿球，再放到另一端的籃子裡。

困難一點的玩法

能力超前或年紀較大的孩子，爸媽可以幫孩子讀秒，讓孩子在一定的秒數之內將球放好再翻滾回來，除此之外，還可以跳躍的動作替代翻滾，例如單腳跳、雙腳跳，或跑步的方式，讓孩子覺得遊戲有趣，提升參與動機。

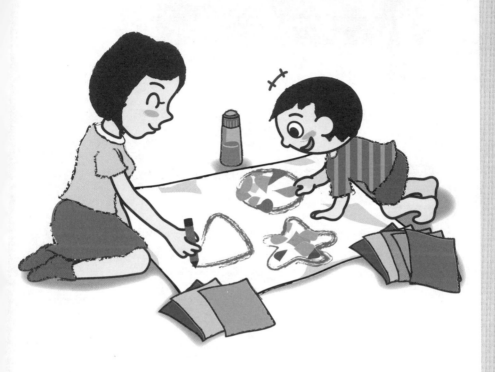

• 遊戲過程中，孩子的注意力可能無法持續太久，因此
  也許會跑來跑去或將膠水塗抹在家具或牆壁上，甚至
  沾了膠水放進嘴巴，媽媽要準備一條毛巾，當孩子坐
  不住想離開，或每次塗抹膠水後，將孩子的手擦拭乾
  淨，以確保孩子的衛生。

親子一起玩**觸覺遊戲**

遊戲
1
撕貼畫
適合年齡：2 歲以上

道具 壁報紙、色紙、膠水。

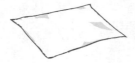

準備 將壁報紙鋪在地上，另一邊擺放色紙和膠水。

玩法

- 媽媽在壁報紙上畫一些圖案或形狀，例如圓形、正方形、三角形。帶著孩子運用手指將色紙撕成小片，再塗上膠水，貼在壁報紙上的圖案裡。
- 塗抹膠水的方式除了直接用瓶罐塗之外，可以讓孩子以手指頭直接沾膠水或白膠，塗在壁報紙上，提供孩子更多的觸覺刺激，最後完成一幅親子共同創作的作品。

簡單一點的玩法

由於孩子同時進行撕紙和黏貼的動作，可能容易感到疲累，媽媽可以將難度降低，由媽媽撕紙，請孩子將膠水塗抹在適當位置，媽媽再將色紙貼在壁報紙上。孩子的主要工作只是塗抹膠水。

困難一點的玩法

例如設定一個主題或在壁報紙上，畫出幾個區塊，告訴孩子哪個區塊要貼紅色色紙、哪個區塊要貼綠色色紙。當孩子完成撕貼畫後，帶領孩子利用他的雙手去摸摸自己的作品，因為色紙的紙邊容易翹起來，加上膠水的不同特質，摸起來的觸感也會稍有變化，這也就提供了孩子各式各樣新鮮的觸覺刺激。

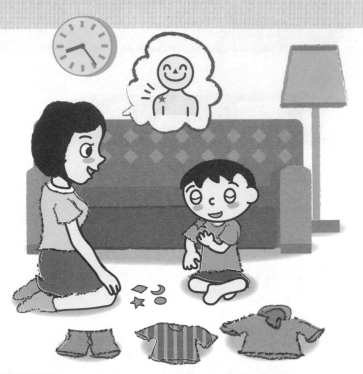

困難一點的玩法

預先在兩件或更多件衣服上貼貼紙，讓孩閉眼睛尋找。當孩子必須在兩件以上的衣服裡尋找貼紙時，容易出現挫折，會將衣服弄皺或翻面，這時候就更不容易找到貼紙了。因此這個遊戲的另一個目的，是幫助孩子平心靜氣遵守遊戲規則，達到遊戲的目標。

遊戲叮嚀

• 為了提供足夠的觸覺刺激，在遊戲中常常會請孩子閉上眼睛，孩子可能會產生些微恐懼，因此，如果孩子超過一分鐘還找不到貼紙，我們可以先將貼紙蓋起來，或將衣服收起來，讓孩子張開眼睛休息，觀看一下周遭的環境，這可以讓孩子更有安全感，進而更願意參與這個遊戲。

親子一起玩**觸覺遊戲**

遊戲
2　**衣服尋寶**

適合年齡：2 歲半以上

道具　孩子的衣服 3 件以上、大小不同的貼紙。

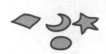 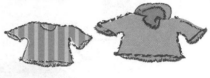

準備　將衣服放在床上、沙發或地上。

玩法

- 請孩子摸一摸自己身上的衣服，並引導孩子觸摸不同的部位，例如手、脖子、身體，讓孩子知道衣服的部位跟人體的相對位置。請孩子閉上眼睛，媽媽將紙貼在衣服上的任何一個地方，請孩子利用觸摸的方式找出貼紙。

- 在找尋的過程中，媽媽可以提示孩子，是在手的部位、身體的部位或衣領的部位，幫孩子縮小搜尋範圍，同時也讓孩子藉由觸覺檢視他所尋找的部位是否正確。

簡單一點的玩法

在孩子面前放置各種不同材質的衣服，請孩子閉上眼睛。媽媽拿三件衣服讓孩子用手觸摸，或與臉頰接觸，體驗不同的觸覺感受。熟悉三件衣服的不同材質之後，媽媽拿出其中一件讓孩子用手仔細觸摸、感覺，之後再調換三件衣服的位置，請孩子張開眼睛找一找，剛才摸的是哪一件衣服。對孩子來說，他是在玩找衣服遊戲，並感受到樂趣，然而在遊戲中，我們已經提供孩子許多的觸覺刺激。

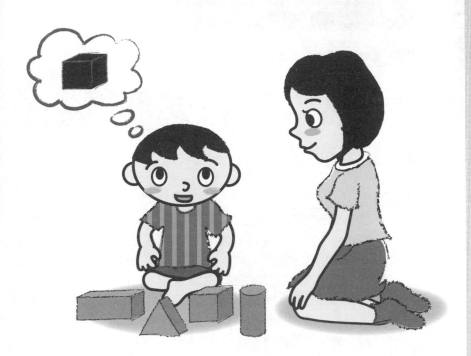

遊戲叮嚀

- 如果積木體積太小，要避免孩子將積木吞入口中。遊
  戲過程中，如果孩子張開眼睛，利用視覺來辨識積木，
  不必刻意制止。因為孩子的觸覺發展可能不夠完整，
  因此想以視覺來輔助，當孩子熟悉遊戲方式之後，就
  可以很有自信的閉上眼睛，利用觸覺來進行遊戲。

親子一起玩**觸覺遊戲**

遊戲 3 哪一個積木？

適合年齡：3歲以上

道具 各種不同形狀的積木、小玩具。

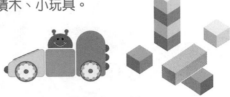

準備 讓孩子坐在地上，將積木散放在孩子面前。

玩法

- 請孩子閉上眼睛，媽媽帶領孩子的手，拿起地上其中一個積木。孩子閉著眼睛，用手觸摸並記住它的形狀後，再將積木交給媽媽。
- 媽媽將這個積木放進積木堆裡重新混雜，請孩子張開眼睛觀察，或用手觸摸，找出剛才觸摸的積木。

簡單一點的玩法

如果孩子小於三歲，可以讓孩子直接用積木堆疊城堡，孩子在推疊城堡中所得到成就感，會讓大腦感到愉悅，所以在堆疊過程中拿放積木的觸覺刺激，可以幫助大腦做更進一步的整合。

困難一點的玩法

如果孩子很輕易就找出積木，爸媽可以將難度提高。先跟孩子一起幫每個積木命名，可以從形狀、顏色，或是天馬行空的想像。然後請孩子閉眼睛，自己伸手抓出一塊積木，以手的觸覺來辨認它是哪一塊積木，並且說出它的名字。這個玩法是將觸覺刺激的整合與記憶力搭配，讓孩子的觸覺可以發揮得更為完整。

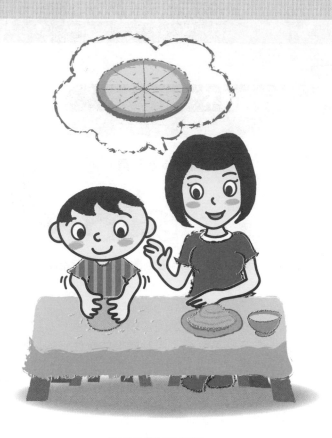

困難一點的玩法

爸媽可以讓孩子一起將麵粉和水混合，揉成麵團，孩子在過程中會接觸到完全液態狀的水、粉狀的麵粉、糊狀的麵糊，以及揉好、有彈性的麵團，各式各樣的觸覺刺激。

遊戲叮嚀

• 維持環境的清潔。因為孩子可能會不小心吃進麵粉或麵團，如果是乾淨的環境，爸媽就比較不用擔心孩子吃到細菌而生病。

• 媽媽可以給孩子一塊小麵團，讓他自己創作，例如做成任何圖形或動物，媽媽再將孩子所做的麵團放進烤箱烘烤，讓孩子吃吃自己做的餅乾，孩子可以從中得到成就感，更樂意持續進行這類遊戲。

親子一起玩**觸覺遊戲**

遊戲
4

自製披薩
適合年齡：4 歲以上

道具 麵粉、水。

準備 請媽媽事前將麵粉和水揉成麵團，孩子可以在桌上玩，也可以在地上玩遊戲。

玩法

- 給孩子一團麵團，大約是雙手可以握住的量。請孩子將麵團放在桌上或地上，先將麵團揉成一個大圓球，再用整個手掌按壓麵團，將麵團壓成一張大披薩。過程中，孩子可以感覺到麵團的觸感，由於麵團的厚薄不一，孩子得到的觸覺刺激也會不同。

- 這個遊戲可以提供孩子更多樣化的觸覺訊息，過程中可以提醒孩子仔細觀察，麵團的什麼地方太厚，什麼地方太薄，要怎麼壓才能壓出厚薄均勻的披薩。

簡單一點的玩法

如果孩子的力量不夠或覺得不好玩，爸媽可以降低遊戲的難度，讓孩子先將麵團揉成一顆大球，再放在桌上搓成長條。請孩子兩手交握，媽媽將長麵條圍繞孩子的雙手，將手團團包圍。接著請孩子用力打開雙手，將麵團用力撐開。遊戲過程中，孩子除了可以獲得觸覺刺激外，同時也訓練雙手的力量。也可以請孩子用麵團將媽媽的手包住，媽媽故意撐不開麵團，請孩子幫忙。孩子在剝麵團的過程中，同樣可以得到觸覺的刺激和整合。

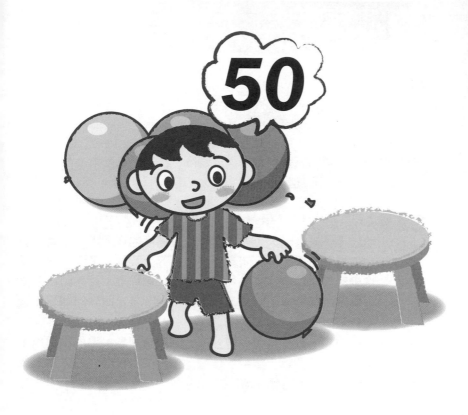

• 由於孩子必須一面拍球一面注意小板凳，因此建議一開始板凳的數量不要太多，以免孩子撞到板凳造成危險，父母可以藉由板凳的數量及板凳與板凳之間距離的調整來觀察孩子是否進步。

親子一起玩**本體覺遊戲**

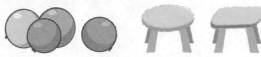

遊戲 1 障礙拍球
適合年齡：2 歲半以上

道具 氣球；各式矮凳。

準備 將板凳隨意放在空間中，板凳與板凳之間的距離需讓孩子可以順利行走。

玩法

- 給孩子一顆氣球，讓孩子在這些板凳障礙中，順利拍打氣球達到指定的次數，例如拍 50 下或 100 下。要求孩子在拍氣球時不可以撞到板凳。

- 這項遊戲可幫助孩子的視覺必須在兩個物品（板凳和氣球）之間做轉換，如果孩子一下子看板凳，一下子看氣球，很容易在看板凳時拍不到氣球，看氣球時撞到板凳。因此可以訓練孩子利用本體覺系統——眼睛仔細的看著氣球，只需偶爾瞄一下板凳的位置，就能在板凳中穿梭，順利拍動氣球。

簡單一點的玩法

先撤掉所有板凳，讓孩子在一個空曠的環境之下拍球。當孩子產生動作時，就能得到本體覺訊息。也可先以較大的氣球讓孩子拍動，因為較大的氣球飄浮在空中的時間較長，孩子有充裕的時間去觀察需要移動的距離。

困難一點的玩法

進一步要求孩子左右手輪流拍球，也就是在移動的過程中，一次用左手拍球、一次用右手拍。如此孩子必須要更專注在氣球的移動上，所以對本體覺的訓練會有更大的助益；或幫孩子讀秒，請孩子挑戰在最短的秒數內將氣球由這一端拍到另一端。

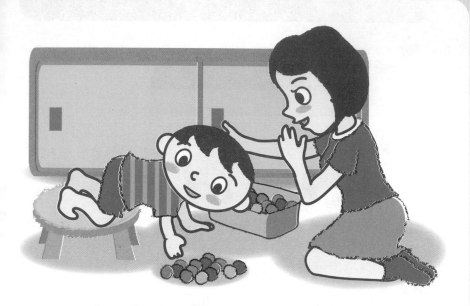

困難一點的玩法

利用板凳拉開彈珠和盒子的距離，讓孩子必須利用轉身的方式稍微移動身體，將彈珠放進較遠的盒子中。也可以將板凳排成一排，將彈珠放一邊，盒子放在另一邊，孩子除了要放彈珠之外，還必須利用手腳協調來移動，將身體移到一端之後，才能順利的彈珠放到盒子裡。

也可以要求孩子將彈珠換手後放入盒子，例如媽媽將彈珠交給孩子的右手，孩子要想辦法在撐住身體的狀況向將彈珠交給左手，接著再由左手將彈珠放入盒子中。

遊戲叮嚀

- 隨時注意孩子的力量是否足夠，當孩子感到疲累時，應讓孩子休息，以免因為力量不夠，造成雙手突然無力而整個人跌到地上。

- 同時注意孩子移動的安全，必須觀察孩子的能力，量力而為，若覺得彈珠太小不容易抓握，可以用小汽車替代，孩子不一定要把小汽車拿到另外一邊，而是一手撐住，另一手把小汽車推到目的地。

親子一起玩**本體覺遊戲**

彈珠釣手
適合年齡：3歲以上

道具 板凳、彈珠、盒子。

 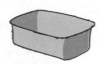

準備 將板凳放置在地上，將盒子放置距離板凳大約孩子身長的距離。

玩法

- 請孩子雙腳撐在板凳上，雙手撐在地上，媽媽將彈珠放在孩子的右手，盒子放在左側，讓孩子在這樣的姿勢下，將彈珠放進盒子。
- 再兩手交替，重複遊戲。這項遊戲可以幫助孩子在維持姿勢時鍛練手部與軀幹的力量，並刺激本體覺系統。

簡單一點的玩法

如果孩子的力量不夠或本體覺還沒有整合好，在拿放彈珠時，孩子若以單手支撐身體，容易跌倒。父母可以請孩子雙手撐在地上，觀察孩子的能力，進行讀秒，或讓孩子練習用唱歌謠的方式，唱完一首歌謠就可以起來休息。這樣可以提升孩子的動機，願意參與這項遊戲。

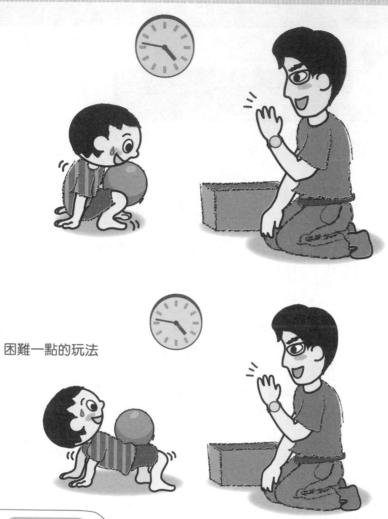

困難一點的玩法

遊戲叮嚀

• 本體覺刺激切忌過度，如果孩子感到疲累、肌肉痠痛，不想再進行遊戲時，要讓孩子稍作休息，讓肌肉和緩之後，再鼓勵孩子繼續進行。如果孩子不願意，我們可以換遊戲內容，等到下一次再讓孩子重複這樣的遊戲。

親子一起玩**本體覺遊戲**

遊戲 **3** **毛毛蟲**
適合年齡：3歲以上

道具 彈珠或氣球、盒子。

準備 把彈珠或氣球放在一端，另一端放置盒子。

玩法

- 請孩子坐在地上，雙手向後撐地，雙腳彎曲，腳底板踏在地上。維持坐姿，雙腳往前跨一步後，手撐起自己的身體往前移動，再坐下來。反覆這樣的動作，如毛毛蟲一般往前移動。
- 爸媽可以將彈珠或氣球放在孩子的大腿或胸口，讓孩子在往前移動時，帶著彈珠或氣球前往另一端，同時觀察孩子的姿勢控制是否穩定，如果孩子的雙手或雙腳的力量不平均，身體會歪向一側，氣球或彈珠就容易掉落滾走。
- 遊戲進行中，雙腳和雙手為了撐起身體，會需要用到力量，為了讓屁股不著地，腰腹、背部的力量也可以得到訓練；而用力的過程就會刺激到肌腱中的本體覺受氣，因此可以得到足夠的本體覺刺激。

簡單一點的玩法
請孩子雙手雙腳撐地，屁股抬高，拱起身體，在原地不動。爸媽幫孩子讀秒，看看孩子最多可以撐幾秒鐘。藉由每天的挑戰，孩子的力量將會越來越提升。

困難一點的玩法
要求孩子在移動的過程中，屁股完全不落地，如同「蜘蛛爬」的方式。在移動過程中，屁股除了在起點和終點坐下來休息以外，不能落地。這樣的方式手腳需要更用力、更容易疲累，因此本體覺刺激的效果會更好。

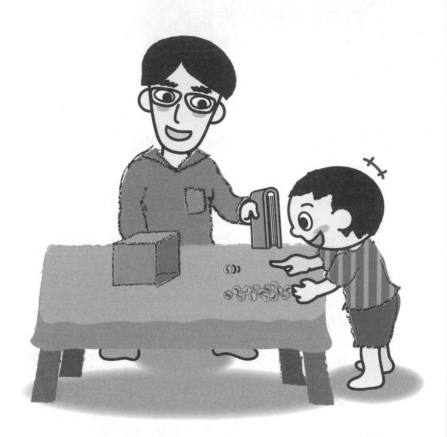

遊戲叮嚀

- 建議在遊戲的空間周圍放置障礙物，避免彈珠滾得太遠；並隨時注意，避免孩子誤食彈珠或亂丟而砸傷人。

親子一起玩本體覺遊戲

遊戲
4

彈珠彈射
適合年齡：3 歲以上

道具 彈珠、盒子。

準備 可在桌上或地上進行，彈珠與盒子的放置距離大約 40 ～ 60
公分。

玩法

- 先讓孩子嘗試用食指將彈珠彈出去，並彈入側放的盒子裡。
- 熟練後，爸媽拿出書本或墊板，遮住孩子的視線，讓孩子只
  能看到盒子，但看不到自己的手和盒子之間的相對關係，因
  此孩子必須移動手指，將彈珠彈入盒子裡。
- 幫孩子記錄，需要多久的時間可以將全部的彈珠彈進盒子。

簡單一點的玩法

不遮住孩子的視線，讓孩子可以
看著自己的手、彈珠及盒子之間
的相對關係，讓孩子嘗試將彈珠
彈入盒子裡。爸媽可以利用競賽
的方式跟孩子一起玩，或用自己
的雙手來代替盒子，請孩子將彈
珠彈入爸媽手中，增加孩子的參
與動機及遊戲的樂趣。

困難一點的玩法

讓孩子觀察好彈珠、盒子的距離
之後，閉上眼睛，控制方向和力
道將彈珠彈進盒子裡。孩子閉上
眼睛，除了要有方向感外，更必
須藉由彈珠與盒子之間的距離來
判斷自己需要使用多少力量，因
此困難度更為提升。

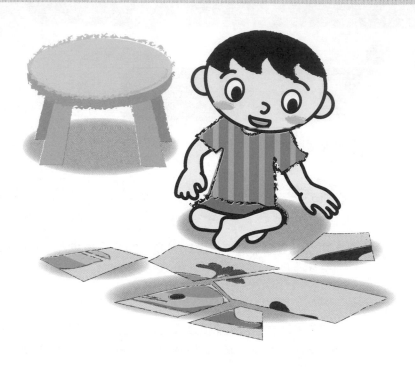

困難一點的玩法

減少圖案的提示,利用 A4 白紙裁剪成不同大小的正方形或圓形,讓孩子將大大小小的各種形狀剪成兩片,並把紙片混合,請孩子在找出哪兩片紙片可以拼成圖形,再將圖案著色。

遊戲叮嚀

- 如果孩子覺得紙張太軟,較難拼好,可以將畫好的圖貼在瓦愣紙上,再作切割,切割過程中請注意刀片或剪刀的使用安全。

- 這個活動主要在訓練孩子的視覺整合能力,因此孩子有沒有將圖拼完並不是重點,可以每天完成五分鐘或根據孩子的能力調整時間,避免時間過久造成孩子視力上的消耗,降低參與遊戲的動機。

親子一起玩**視覺遊戲**

遊戲 **1** ## 自製拼圖

適合年齡：2 歲以上

道具 A4 白紙、彩色筆。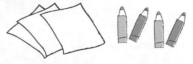

準備 媽媽或孩子在 A4 的白紙畫上圖案，建議用不同顏色，讓孩子較容易區辨。

玩法

- 媽媽將畫好的 A4 紙，依照孩子的能力切割成不同大小的拼圖。
- 3 歲以上的孩子可以練習用剪刀將紙剪成數片；3 歲以下的孩子，可以將畫好的圖案紙撕成數片。再請孩子將剛才切割好的拼圖塊拼成完整的圖案。這主要訓練孩子的視覺記憶及對於物品的配對能力。
- 建議不要將紙片切割得太碎。而有些孩子的視覺記憶不佳，會忘記剛剛畫什麼圖案，爸媽可以在圖案畫好時，先將圖案拍照存檔，藉由照片讓孩子回憶圖案，幫助孩子更有效率的完成拼圖。

簡單一點的玩法

年紀較小或是視覺區辨能力、配對能力較落後的孩子，建議圖案不要太過複雜，可以採簡單的圖形及明確的顏色，並且畫在每個切割的線上面，也就是提供了更多的視覺訊息，幫助孩子知道圖案的配對方式。先從兩片開始，當孩子覺得兩片太簡單，再將原來的拼圖多剪一刀變成三片或四片以上，根據孩子的進步，將同一個圖案剪成更多片。

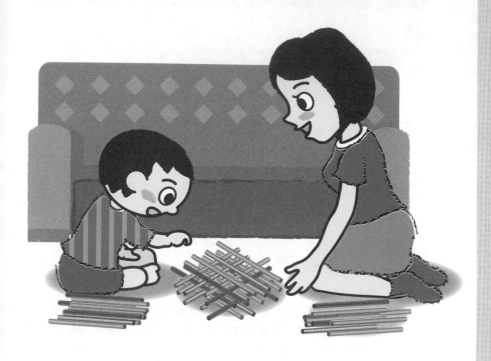

• 這項遊戲大量提供視覺刺激，孩子必須非常專心注視，因此遊戲時間不建議太長，每五分鐘，讓孩子休息望向遠方，以免視覺控制眼球的肌肉過於緊繃，感到疲累而降底孩子的參與度。

PART
5

親子一起玩視覺遊戲（吸管疊疊樂）

親子一起玩**視覺遊戲**

遊戲
2

吸管疊疊樂
適合年齡：2歲以上

道具 各式各樣的吸管。

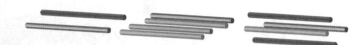

準備 媽媽將吸管互相堆疊散落在地上。

玩法

- 如同疊疊樂的玩法，媽媽與孩子輪流，抽出疊在最上面的吸管，如果孩子判斷錯誤，抽出吸管後讓其他的吸管掉落或滾動，遊戲就結束。
- 之後數一數，拿到比較多吸管的人獲勝。

簡單一點的玩法

可以將吸管按照順序，例如堆置營火晚會的木堆一樣，依順序排好，讓孩子有規則可依循，這個活動主要並非考驗孩子的能力，而是給予孩子參與遊戲的動機，進而提供足夠的視覺訊息刺激，幫助孩子視覺整合能力，因此遊戲必須要有樂趣，而非著重孩子的輸贏。

困難一點的玩法

利用相同顏色和材質的吸管，或以透明吸管來堆疊，減少視覺提示，增進孩子的視覺區辨能力，幫助孩子視覺整合。

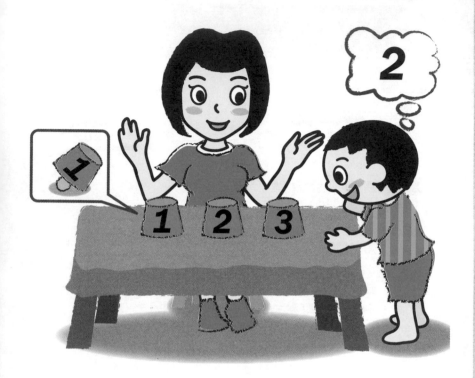

- 用彈珠是由於彈珠較容易滾動,在杯子中移動較輕鬆且適合杯子的大小,然而太小的彈珠容易被孩子拿來亂丟或誤食,所以請盡量不讓孩子將彈珠拿在手上把玩,以免造成危險。

親子一起玩**視覺遊戲**

遊戲
3
藏彈珠
適合年齡：3歲以上

道具 紙杯、彈珠。

準備 將三個紙杯倒蓋在桌上或地上，準備一顆彈珠放旁邊。

玩法

- 請孩子將彈珠放在任何一個倒蓋的紙杯中，媽媽任意移動紙杯，請孩子注視著剛剛藏著彈珠的紙杯，大約移動十次後，請孩子找出彈珠藏在哪個杯子裡。
- 如果孩子輕易的找出來，我們可以增加移動次數和速度，訓練孩子視覺的追蹤能力。

簡單一點的玩法

在紙杯上貼不同顏色或圖案的貼紙，例如孩子將彈珠放在貼著紅色貼紙的杯子裡，我們可以請孩子在杯子移動的過程中追視紅貼紙的杯子。但有些孩子會取巧不追視杯子，等最後才直接去翻開紅貼紙的杯子。父母可以在孩子不注意的狀況下，偷偷拿走彈珠、或放在別的杯子，等孩子發現彈珠不在杯子裡，再提示孩子一定要仔細、觀察、看著杯子的移動。

困難一點的玩法

將三個杯子中的兩個杯子裡，分別放入紅色彈珠和藍色彈珠，任意慢速移動三個杯子大約十次，請孩子在杯子移動時，同時注意並記憶藏有彈珠的杯子，最後再請孩子翻出某一顆彈珠，例如找出藍色的彈珠或紅色彈珠。這除了提升視覺追蹤的能力外，也提升一心多用、同時注意兩種以上物品的能力。

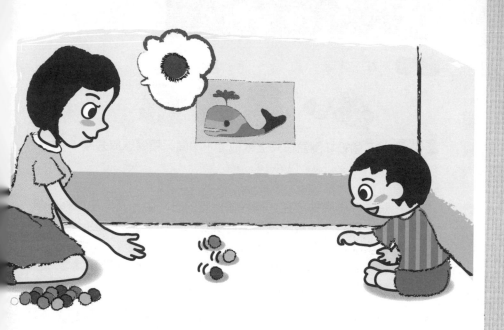

遊戲叮嚀

- 請孩子等到彈珠都停止滾動之後，再去撿拾其他的彈珠，否則孩子容易踩到滾動的彈珠而跌倒，造成危險。
- 爸媽在滾動彈珠時，要依據孩子的能力調整滾彈珠的速度，以免孩子過於興奮而忽略了自己的安全。

親子一起玩**視覺遊戲**

遊戲
4

滾珠大戰
適合年齡：4 歲以上

道具 各式各樣的彈珠。

準備 準備好彈珠，請孩子和媽媽面對面坐下，距離大約 3 ～ 5 公尺，距離愈遠，孩子需更專注。

玩法

- 媽媽拿三顆不同的彈珠向孩子滾出，事先告知孩子必須根據媽媽的指示，接住特定顏色或特徵的彈珠。例如告訴孩子，待會兒彈珠滾出去之後，請抓住黑色的彈珠，然後媽媽一次把手上的彈珠以適當的速度滾出去，請孩子找出黑色彈珠給媽媽，再請撿回其他的彈珠。
- 這樣的過程可以訓練孩子的視覺追蹤及視覺分辨的能力。孩子在有限的時間下抓準滾動的彈珠，可以進一步提升孩的專注力。

簡單一點的玩法

若孩子年紀較小、無法一次找出媽媽所指定的彈珠，可從一顆彈珠開始練習。由爸媽讀秒，請孩子在彈珠滾出之後 3 秒內抓取彈珠。爸媽可以從各個方向將彈珠滾出去，以訓練孩子的追視能力以及手腳協調。

困難一點的玩法

可以給孩子更多的指令，不只找出一顆彈珠，例如，請孩子依照順序去拿紅色、綠色、黑色的彈珠。當數顆彈珠滾出去之後，孩子必須記得爸媽剛才所說的指令，依序拿取。這不僅訓練孩子的視覺追視、視覺記憶，同時也加強了視覺序列的記憶能力。

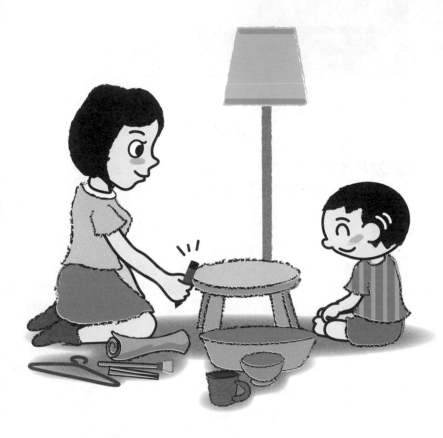

遊戲叮嚀

- 對於聽覺較為敏銳的孩子，某些聲音可能會影響情緒，
  當孩子情緒不佳，又面臨數種器材時，可能會出手破
  壞或將物品亂丟。爸媽要特別注意孩子聽到聲音時所
  產生的情緒。

親子一起玩**聽覺遊戲**

遊戲 1 ## 敲敲聲音

適合年齡：2歲以上

道具 棒子類（例如筷子、筆、吸管、蠟筆、彩色筆等）；
樂器類（例如厚紙板、臉盆、杯墊或杯子）。
註：其他孩子敲擊時不會被破壞的物品都可以。

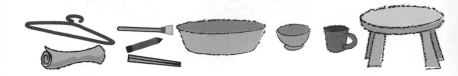

準備 將道具放在地上。

玩法

- 請孩子閉眼睛坐著，媽媽拿任一個棒子打擊任何樂器，敲三下後，將棒子放回原位。請孩子張開眼睛找找看，媽媽用什麼棒子去敲擊什麼樂器。

簡單一點的玩法

帶著孩子任意使用棒子與樂器打擊節奏，並跟著歌謠唱歌，讓孩子在歌唱的過程中同樣接收到這些敲擊的聲音，讓孩子的大腦得到足夠的經驗，仍有助於聽覺辨認能力的提升。

困難一點的玩法

爸媽敲出二種或三種以上的聲音，讓孩子全部聽完後再猜。例如媽媽先拿筷子敲臉盆，接著拿筆敲杯子，再拿筷子敲地板，讓孩子猜媽媽用什麼棒子去敲擊什麼？這遊戲訓練孩子的聽覺辨識能力，同時也訓練聽覺記憶。

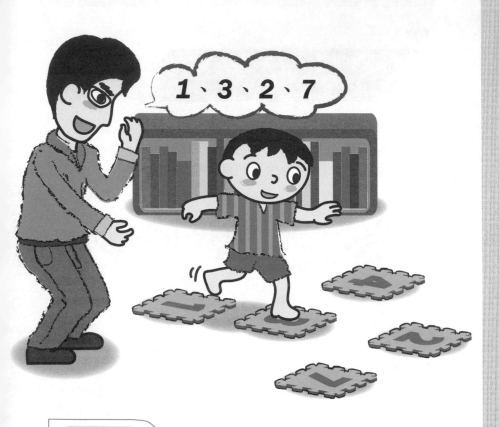

1、3、2、7

游戲叮嚀

• 如果以白紙代替軟墊，要加放止滑墊或是以膠帶固定，避免在太光滑的地面上進行以免危險。除此之外，可以把數字換成孩子正在練習的項目，例如英文字母、注音符號或形狀。

• 遊戲重點是聽覺訓練及聽覺記憶，若孩子還不認識數字則不要刻意先教孩子數字，而以孩子熟悉的卡通圖案或家人的照片代替，讓孩子在遊戲中產生樂趣，聽覺整合能力才會進步。

親子一起玩**聽覺遊戲**

遊戲
2

跳跳數字

適合年齡：2歲以上，會跳躍、跨步的孩子

道具 數字軟墊（或在A4白紙上寫數字、畫圖案或形狀）。

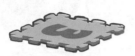 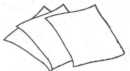

準備 將數字軟墊散放在地上，相隔距離是孩子可以跨步或跳躍的距離。

玩法

- 先告訴孩子三個到五個數字，例如，1、3、2、7，請孩子複誦一次，確認複誦的數字正確無誤，就根據數字依序在軟墊上跳躍。這個遊戲除了提供聽覺刺激，更訓練孩子聽覺記憶，進一步執行所聽到的指令。

簡單一點的玩法

讓孩子站在數字墊上聽指令，聽到一個數字跳一個數字，例如先請孩子站在1，接著說3，孩子就跳到3，再接著說2，孩子跳到2。

困難一點的玩法

爸媽可以把指令增加到五個以上，增加記憶的困難度；也可以要求孩子跳過去之後再跳回來，例如指令是1、3、2、7，孩子依指令順序從1跳到7後，再反向從7、2、3、1跳回來。這不僅加強孩子的視聽覺記憶，也加強孩子的聽覺認知能力，把聽到的數字重新排列組合，可以提升他的組織能力。

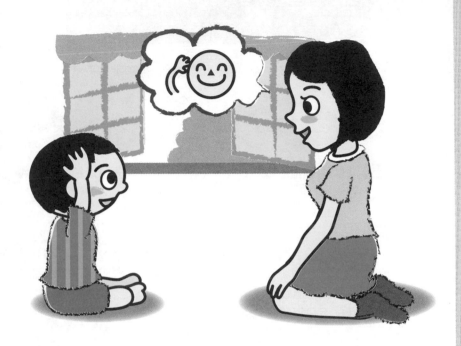

困難一點的玩法

將每個部位以及動作編號，以作為代號的換置。例如 1 是頭髮，2 是膝蓋，3 耳朵，4 是摸，5 是拍，6 是用手指頭去指或點。動作目標都是用手，例如媽媽說出指令：「1、5」，孩子要知道 1 是頭髮；5 是拍，所以孩子要用手拍頭髮。也可以反過來：「6、3」，孩子知道是用手指頭去指耳朵。以這樣的方式，可以讓孩子的聽覺認知能力得到更高難度的訓練，孩子的聽覺整合能力、專注力和反應速度都會獲得提升。

44

親子一起玩**聽覺遊戲**

遊戲 3 **聽我這樣做**
適合年齡：2歲以上

道具 無。

準備 玩遊戲的好心情。

玩法

- 請孩子坐在地上與媽媽面對面，媽媽下指令：「手摸頭」。孩子聽到的這項指令，有兩個重點，一是位置，一是動作，位置是手和頭，動作是用摸的。
- 媽媽可隨意更換指令，例如兩手互拍、用手指頭點肩膀、鼻子碰膝蓋，同時訓練孩子的聽覺記憶以及依照指令的重點完成動作。

簡單一點的玩法

如果孩子年紀太小，不太了解動作和身體部位，爸媽說出五官的名稱後，可以牽著孩子的手指頭去點點鼻子、嘴巴、耳朵，藉由聽覺的訊息幫助孩子認識身體的部位及五官。

遊戲叮嚀

- 如果孩子年紀還小，在遊戲時可能會因為開心而忽略了危險，爸媽可以儘量避開眼睛的部位。
- 也可以請孩子出題目，爸媽來做答案，而爸媽可以故意答錯，讓孩子藉由挑錯的過程，自己做出正確的答案，等於讓孩子自己出題目考自己，這樣可以提升遊戲的樂趣，當孩子覺得有趣，聽覺整合的效率會更高。

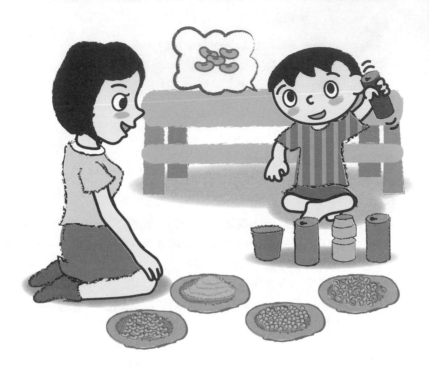

- 由於放進罐子裡的物品比較細碎，在清潔和收拾上比較不容易，所以罐口一定要封緊，避免孩子過度搖晃而導致內容物散落。
- 這個遊戲的重點在於聽覺配對，所以內容物的重量儘量相同，以免孩子藉由重量來做判斷，輕易找出相同的物品。
- 當然也可將相同的物品、不同的數量分別放在不同的罐子裡，例如一個罐子裡面放兩顆彈珠，另一個罐子裡放五顆彈珠。搖晃或敲擊時的聲音雖然差不多，但由於重量不同，孩子可藉由重量的關係作判斷。

親子一起玩**聽覺遊戲**

遊戲4　**聲音配對**
適合年齡：3 歲以上

道具　各式各樣的空罐：例如養樂多瓶或汽水罐。
各式各樣的小物品：例如沙子、綠豆、彈珠、BB 彈等。

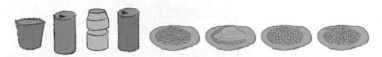

準備　將沙子、綠豆、彈珠、BB 彈等物品各裝兩罐、密封，不讓孩子看見罐子裡的物品，再將它們散放在地上。
同時將這些物品另外用一個小盤子盛裝，請孩子坐在地上跟爸媽面對面。

玩法

- 請孩子拿起罐子搖晃，仔細聽聲音來判斷內容物，進而找出兩個聲音相同的罐子做配對。

簡單一點的玩法
和孩子一起唱歌，唱到歌曲的不同段落時拿出不同的罐子打節拍。例如唱「兩隻老虎，兩隻老虎，跑得快，跑得快」時搖晃沙罐；「一隻沒有耳朵，一隻沒有尾巴」時搖晃綠豆罐。讓孩子得到不同的聲音辨別，同時也讓孩子以聽覺記憶，什麼樣的歌曲片段要配合什麼樣的聲音節奏。

困難一點的玩法
媽媽依序搖晃三個罐子以上的聲音，讓孩子聽過之後，再根據順序拿罐子搖出同樣的聲音；或請媽媽搖出聲音之後，將事先裝有罐內物品的盤子擺放在孩子面前，讓孩子指出媽媽剛才搖出來的聲音是由哪個盤子裡的物品所產生的。

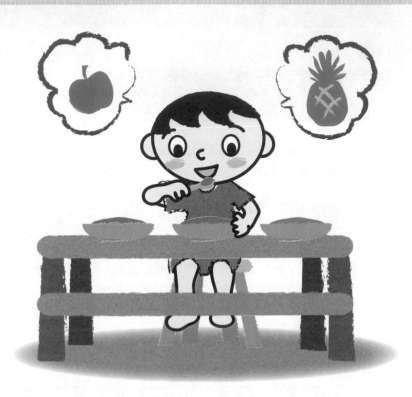

困難一點的玩法

- 可以加入創意的成分。準備各式各樣的食物泥，或由孩子說出他想要嘗試的食物，由爸媽幫忙製作成果泥，再讓孩子練習將不同的食物混合。在混合遊戲過程中，孩子的樂趣可能來自食物顏色的變化，例如梨子果泥加入紅蘿蔔變成紅色，若加入地瓜，又呈現不一樣的顏色，但混合後的食物泥是否好吃？請孩子嘗試看看。

- 爸媽可以在遊戲中偷偷的將孩子平常挑食、不敢吃的食物打成泥，例如青椒、紅蘿蔔。孩子可能在創意遊戲的過程中發現，青椒加上某一種食物他就可以接受，爸媽可以藉由這樣的過程發現，如何引導孩子吃他本來不喜歡的食物，進而改善孩子偏食、挑食的現象。

親子一起玩嗅覺＆味覺遊戲

遊戲 1 這是什麼味道？綜合果泥

適合年齡：1.5 歲以上

道具 食物泥（例如水果泥或地瓜泥、薯泥、稀飯泥等）；
碗。

  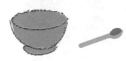

準備 將泥食物分裝在碗裡，擺在桌上。

玩法

- 先讓孩子品嚐每一種食物的味道。
- 在孩子的視線外，先將任兩種食物泥混合，例如混合了蘋果泥和水梨泥，讓孩子品嚐，再請孩子說出吃到什麼食物。

簡單一點的玩法

如果孩子剛滿一歲或者更小，可以單純只提供孩的味覺刺激。先讓孩子吃各種單獨口味的食物泥，再混合兩種以上的食物泥，讓孩子品嚐不同的味道。這樣可以提供孩子多元、各種變化的味覺刺激。

遊戲叮嚀

- 雖然綜合食物泥多了纖維，比果汁來的好，但同樣要注意糖分跟熱量的攝取是否過當。

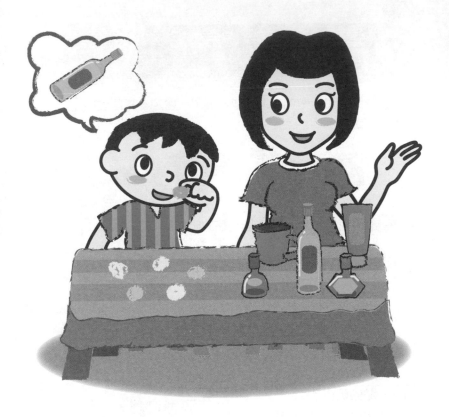

遊戲叮嚀

• 由於這項遊戲是讓孩子不斷經由嗅覺刺激來做分辨，
  所以要避免孩子嗅覺疲乏的問題，不要讓孩子做太久
  的嗅覺分辨遊戲，過度的嗅覺刺激會影響孩子的情緒，
  對於外在的味道分辨能力也會下降，建議五分鐘就應
  該休息。

親子一起玩嗅覺＆味覺遊戲

遊戲 2 **氣味棉花球**

適合年齡：2歲以上

道具 各種有味道的液體（例如香水、刮鬍水、精油、咖啡、醋或是護手乳等）；棉花球或棉花棒。

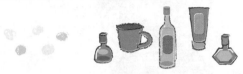

準備 將不同的棉花球沾上不同的味道。同一種味道的棉花球五個，例如，五個香水味道的棉花球、五個刮鬍水味道的棉花球、五個沾有醋味的棉花球。

玩法

• 在桌上放五個香水味棉花球，再放一個沾了醋味棉花球，請孩子找出這六個棉花球中，哪一個味道不一樣。

簡單一點的玩法

拿出各種味道的棉花球各一個，請孩子練習聞味道，並記住味道；孩子記住之後，爸媽可以拿起其中一個棉花球請孩子聞一聞，再說說看是什麼味道；也可以請孩子找出相同味道的棉花球做配對。

困難一點的玩法

把所有沾有味道的棉花球混放在一起，請孩子找出特定味道的棉花球，例如，請孩子從五種味道的棉花球，找出有刮鬍水味道的棉花球。這項遊戲可以讓孩子在各種味道中去做更詳盡的嗅覺辨別與區分。

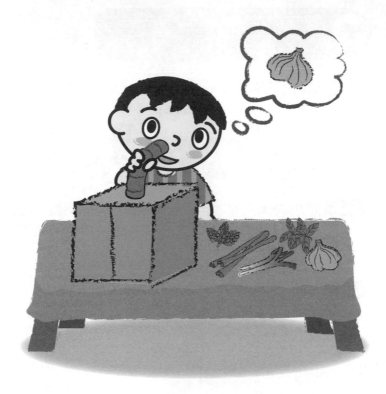

遊戲叮嚀

- 有些食材刺激性較強，例如大蒜、洋蔥、薄荷，如果孩子對於某一種味道感到不舒服或不喜歡，可以先不在箱子裡放入這些食材，因為遊戲重點並不是給孩子挑戰，而是讓孩子得到更多的嗅覺刺激。

親子一起玩嗅覺&味覺遊戲

遊戲 3 | **蔬果氣味箱**
適合年齡：2 歲以上

道具 大蒜、蔥、薄荷、九層塔、肉桂等食材各兩分；紙箱、水管。

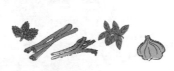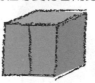

準備 將紙箱挖洞，放入水管或較粗的管子，讓孩子可以將鼻子貼近管子嗅聞氣味。

玩法

- 將其中一種食材，例如大蒜放入箱子，請孩子經由管子聞一聞，再說說看，聞到什麼食物的味道。
- 如果孩子對於物品的名稱不熟悉，可以讓孩子玩味道配對的遊戲，請孩子聞一聞箱子內的味道後，再從箱子外的各種食物中挑選跟箱子內相同味道的食材。同一種食材要準備兩分以上，才能進行這項遊戲。

簡單一點的玩法

如果孩子年紀小還無法區辨味道，只需單純給予孩子嗅覺刺激。例如，先讓孩子聞一聞九層塔的味道，再放進箱子裡，請孩子經由管子聞嗅味道，並告訴他這是九層塔，幫助孩子認識九層塔。讓孩子得到更多的嗅覺刺激，建立更多的嗅覺經驗。

困難一點的玩法

玩混合食材的遊戲，在箱子裡放入兩種食材，例如薄荷跟肉桂，讓孩子透過管子聞嗅，區辨味道的不同。或事先放入三到五種食材，先讓孩子試著說說看聞到了幾種味道。當孩子能夠區辨出多種味道後，再要求孩子根據每一種味道說出是什麼食材。

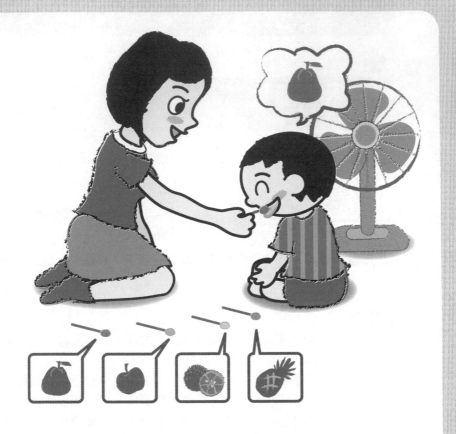

- 果汁的熱量和糖分較高，喝多可能造成孩子身體的負擔，建議爸媽不要準備一大杯的果汁，因為孩子可能一口氣全部喝光。每一種果汁的量可以少於 50CC，讓孩子能藉此得到味覺的刺激即可。
- 也可以選用口味較特別的蔬果汁，例如紅蘿蔔汁、苦瓜汁，讓孩子嘗試不同的味道。因為是遊戲，不是要求孩子喝下整杯苦瓜汁，孩子會覺得好玩而嘗試，在覺得有趣的過程中，大腦會慢慢願意接受這種苦味，將來孩子吃到苦瓜時，比較不會那麼排斥。

親子一起玩**嗅覺&味覺遊戲**

遊戲
4

果汁棉花棒
適合年齡：2歲以上

道具 各種果汁（例如蘋果汁、柳丁汁、水梨汁、芭樂汁等）；
棉花棒。

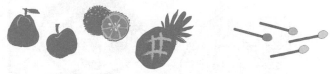

準備 遊戲開始前，爸媽先將棉花棒分別沾取不同的果汁，使每支
棉花棒各有一種果汁味。並將各種水果置於桌上。

玩法

・將其中一支棉花棒放到孩子的舌尖，讓孩子用舌尖感受味道，
也可以進一步讓孩子含住棉花棒，讓孩子感覺那是什麼味道。
・再請孩子說出果汁的名稱，並在所有水果中找出正確的水果。

（簡單一點的玩法）
利用棉花棒沾取果汁，讓孩子舔
一舔，或拿果汁棉花棒刺激孩子
舌頭的各個位置，讓孩子可以更
深入的感覺各種味道的不同。幫
助孩子能夠更快、更有效、更深
刻的記憶每一種果汁的味道。

（困難一點的玩法）
如果孩子可以輕易的將個別果汁
配對，那麼便可讓孩子挑戰混合
果汁。將兩種果汁混合，例如蘋
果汁和芭樂汁，混合後再用棉花
棒沾取果汁，讓孩子嚐一嚐，再
試著區辨看看，這是混合了哪兩
種味道的果汁。

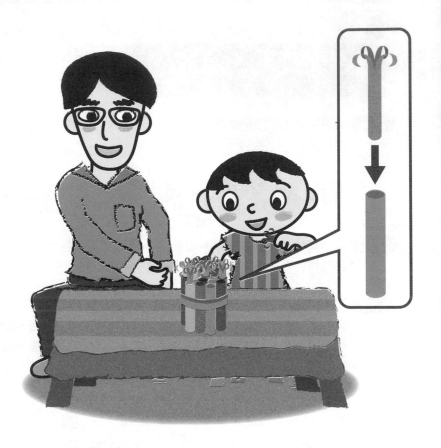

- 插花的過程就是手眼協調最基礎的訓練,然而手眼協調表現的品質好不好,可藉由速度、時間等要素的調整,來幫助孩子作為提升、檢視之用。
- 感覺統合活動最重要的是孩子願意參與,如果孩子覺得累了、不想玩了,代表孩子的耐力不夠了或難度太高了,家長必須視孩子的狀況作調整。

親子一起玩**手眼協調遊戲**

遊戲 1 插吸管
適合 2 歲以上的孩子

道具 粗吸管和細吸管數支、彩色膠帶、剪刀、花盆。

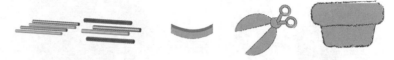

準備 將粗吸管剪成小段，大約 5～8 公分不等的長度。排列吸管，以彩色膠帶將吸管外圍綑起來成為一個花盆。將細吸管的管口剪數刀，再把這些分支往外捲曲成一朵花的樣子。

玩法

- 讓孩子拿起細吸管的吸管花，插到由粗吸管所做成的花瓶裡，爸媽可以請孩子將某個顏色的吸管插在指定的地方，也可以讓孩子表達，要把花送給誰。

- 爸媽可以根據孩子的年紀或能力做不同的調整，例如限制孩子在一分鐘內把花插完，依程度調整時間的長短。也可以根據吸管的樣式要求孩子找出爸媽指定的吸管，插到指定的花瓶中。

- 或跟孩子互動，進行比賽，由孩子負責拿起桌上的吸管花插入花瓶，爸媽負責把插入的吸管花再拿出來，看看誰的動作快。有時候有時間或速度上的壓力，可以更提升手眼協調的能力。

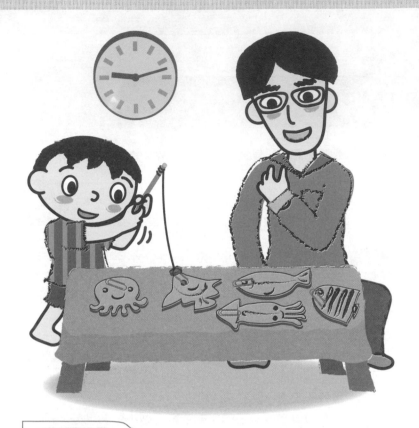

遊戲叮嚀

- 這是一個高階的手眼協調活動，因為孩子並不是直接拿著釣竿去碰到魚，而是需要拿著釣竿，控制釣竿上的磁鐵，去吸取眼前看到的魚，這需要較高的能力，若孩子沒有辦法做到，必須將難度降低，先提供孩子進行遊戲的成就感，孩子才會願意繼續配合接受訓練。
- 除了將釣線用短以外，也可以增加魚的數量，或在魚的紙形上多別幾根迴紋針，讓孩子能夠更容易釣到魚。
- 這項感覺統合訓練並不是要給孩子過大的挑戰及考驗，重點在於孩子是否可以從遊戲中得到手眼協調的訓練，而不是要考驗孩子是否具有釣魚的技巧。

親子一起玩**手眼協調遊戲**

釣魚遊戲
適合 2.5 歲以上的孩子

道具 瓦楞紙板 1 張、彩色筆數支；迴紋針、線、竹筷子和磁鐵數個。

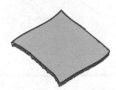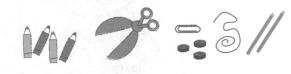

準備 可以利用坊間的釣魚遊戲機或自己製作。

玩法

- 請孩子在瓦楞紙上畫下各式各樣的魚或水中生物；如果孩子年齡夠大，可以請孩子將這些海洋生物剪下來，並分別別上一個迴紋針。並由爸媽協助將線的一端綁上磁鐵，另一端綁在筷子上，做成釣竿。
- 將海洋生物的紙形放在地上，請孩子盤腿坐，手拿釣竿，以釣竿上的磁鐵將魚前端的迴紋針吸起來。
- 爸媽可以調整孩子與魚的距離，讓孩子以不同的姿勢，例如蹲著、坐在椅子上或站立，來拉長釣竿與魚之間的距離，提升遊戲難度。
- 如果線太長孩子很難釣到魚，可以將釣線纏繞在釣竿上，讓吸鐵纏在筷子前端，用最簡單的方式控制釣竿來釣魚。

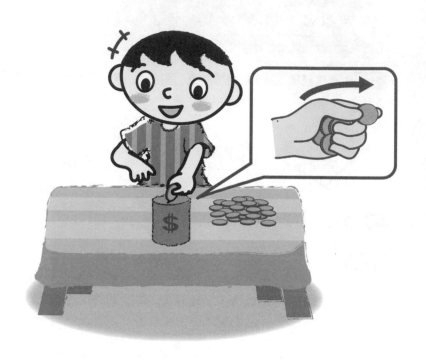

遊戲叮嚀

- 將硬幣拿在手中,再移到指尖投幣的動作,稱為「手中操作」,類似手上拿了一大串鑰匙,如何能從中挑選出可以開門的鑰匙。擁有足夠的手中操作能力,將會提升孩子的精細動作靈巧度。
- 除了利用拿硬幣、投硬幣或以時間調控,可以根據孩子手的大小選用適當大小的硬幣,或同時利用不同大小的硬幣讓孩子抓取,這需要更高的精細動作能力,因此也可以得到更好的訓練。

親子一起玩**精細動作遊戲**

遊戲
1 **投硬幣**
適合 1.5 歲以上的孩子

道具 撲滿和一堆硬幣。

 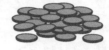

準備 無。

玩法

- 請孩子用手抓一把硬幣，再嘗試用單手把手掌中的硬幣推出其中一個到指尖，再以大拇指和食指拿取硬幣投入撲滿中。
- 如果孩子無法完成，父母也可以將硬幣放在桌上，讓孩子一次拿取一個硬幣投進撲滿，以計時的方式，藉由時間長短做為孩子精細動作表現的判斷。
- 或讓孩子在指定的時間內挑戰最多可以投入幾個硬幣，作為孩子進一步的精細動作訓練。

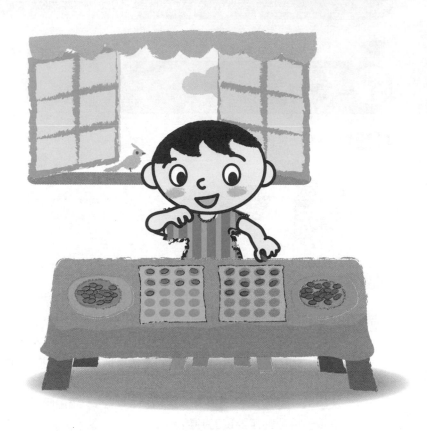

遊戲叮嚀

- 貼貼紙以及放豆子的過程，除了精細動作表現外，也跟手眼協調有關，因此任何遊戲，都無法單指訓練某一種能力，一定會跟各個能力相互配合。
- 這個遊戲中，精細動作訓練在於如何正確的將貼紙貼在正確的位置，以及如何拿到正確的豆子放在正確的位置。可以同時訓練手眼協調、精細動作，以及反應能力（例如媽媽隨機拿出一顆豆子，讓孩子馬上判斷豆子是什麼顏色、該放在什麼位置）。

親子一起玩**精細動作遊戲**

遊戲
2
放豆子
適合 2.5 歲以上的孩子

道具 準備白紙一張、紅色及綠色圓點貼紙數張、一碗紅豆、一碗綠豆。

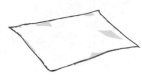 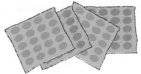

準備 無。

玩法

- 請孩子撕下紅圓點或綠圓點貼紙，任意貼在白紙上，兩色貼紙數量不限，但不可以重疊。
- 請孩子一次拿取一顆豆子放在貼紙上，紅豆放在紅圓點貼紙上，綠豆放在綠圓點貼紙上。爸媽可以計時，看孩子在多久的時間內可以正確的放完所有的豆子。
- 如果孩子可以很輕易的完成動作，爸媽可以讓孩子手抓一把由紅豆綠豆混合的豆子，再任意從手掌中上移出一顆豆子並判斷豆子的顏色，接著放到同色的圓形貼紙上。
- 如果孩子的配對速度明顯較慢，爸媽可以只用一個顏色的貼紙，同樣請孩子把圓點貼紙貼好，例如只拿紅豆放在紅圓點貼紙上，降低遊戲難度，先提高孩子的學習動機，孩子才會願意挑戰更難的動作。

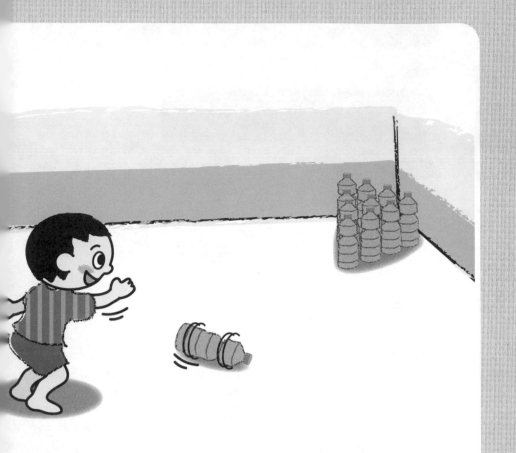

- 孩子拿起有重量的寶特瓶和丟出寶特瓶的過程,必須使用對等的力量來控制寶特瓶,自然而然提升孩子的肌肉力量。同時,為抓起裝了水的寶特瓶,孩子的手指頭也會更為用力,對手臂的力量也有幫助。
- 孩子在站立的狀況下將寶特瓶滾出,必須讓腳跟身體都用力,才能維持平衡;為了看準目標丟出寶特瓶,對於身體、軀幹、雙腳的肌肉力量訓練也都有幫助,甚至提升了肌耐力,可以幫助孩子達到肌肉訓練的目的。

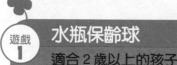

親子一起玩**肌肉力量遊戲**

遊戲 **1**

水瓶保齡球

適合 2 歲以上的孩子

道具 11 個寶特瓶、10 個當球瓶、1 個當滾球。

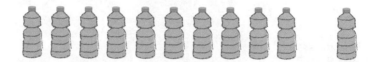

準備 先將寶特瓶裝滿水，再將寶特瓶依照保齡球的玩法排列成三角形。

玩法

- 讓孩子拿著一個寶特瓶站在距離其他寶特瓶三公尺的位置，滾出手中的寶特瓶，看看可以撞倒幾個寶特瓶。

- 爸媽可以調整寶特瓶內水的重量，以及寶特瓶與孩子之間的距離，做難易度調整。距離愈遠，孩子需要更大的力量投出寶特瓶，因此可以得到肌肉力量的訓練，如果孩子力量不夠，寶特瓶將無法滾到寶特瓶堆，甚至沒辦法把寶特瓶撞倒，這時可以先縮短距離。也可以調整當作保齡球瓶的 10 個水平瓶的重量，若寶特瓶較重，孩子要將寶特瓶撞倒，必須使用較大的力量。

- 也可以將孩子手中的寶特瓶加滿水，將寶特瓶側放在地上，讓孩子用雙手推出寶特瓶，因為重量較重的關係，滾出時力量較足夠將站立的寶特瓶推倒。藉由難易度的調整，幫助孩子在得到成就感之下，獲得肌肉力量的訓練。

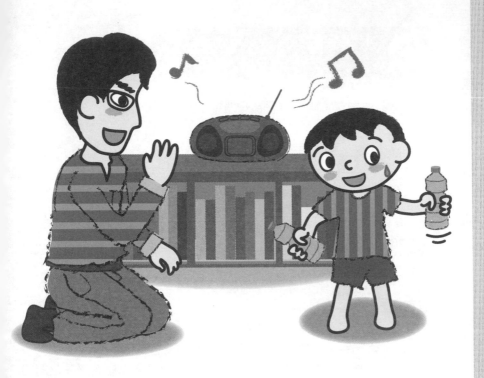

- 利用水瓶訓練肌肉力量，是許多運動員常做的方式，因為隨身攜帶的水瓶就能達到訓練的目的，可以說是最環保的作法。爸媽也可以讓孩子坐在椅子上，以雙腳腳尖夾住水瓶往上抬高，也就是坐在椅子上雙腿往上舉的動作，藉此可以訓練孩子雙腳的力量。
- 除了利用水瓶，也可以利用其他裝著不同東西的瓶子或是容器來達到訓練的效果。

親子一起玩**肌肉力量遊戲**

水瓶舉重

遊戲 2

適合2歲以上的孩子

道具 兩個水瓶。

準備 水瓶裝滿飲用水。

玩法

- 讓孩子右左手各拿一個水瓶。藉由簡單的節拍，或播放孩子喜歡聽的音樂，請孩子跟著節拍，雙手輪流把水瓶一上一下的拿放，第一拍先左手下右手上，下一拍再交換位置。在這樣的過程中，孩子似乎在隨著音樂跳舞，但事實上是藉由水瓶的重量訓練他的上臂和手的力量。

- 經過一段歌曲之後，請孩子喝水，這樣的目的有兩個：❶ 若孩子不喜歡喝開水，可以藉由遊戲運動後孩子水分散發，而願意喝水；❷ 孩子喝水後瓶子的重量會減輕，孩子拿取會較輕鬆，可提高孩子喝水的意願及持續參與遊戲的動機。這樣的遊戲可以一直持續到孩子將其中一個水瓶的水喝完或爸媽認為可以接受的水量再休息。

- 爸媽可以藉由水瓶的大小，裝入不同分量的水，愈重的水瓶，孩子需付出更大的力量，因此可以達到訓練效果。也可以調整節拍的快慢，速度愈慢，孩子的姿勢要維持愈久，因此更顯得疲累，對於肌耐肉訓練的效果會更好；節拍速度加快，孩子轉換的速度也要變快，不僅得到肌力訓練，同時訓練孩子的反應能力。

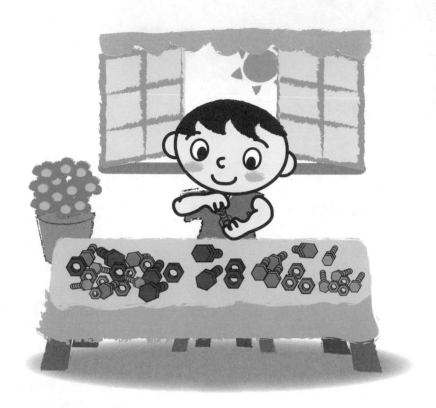

遊戲叮嚀

- 不同的螺絲螺帽放在一起，對孩子來說，除了在組裝時需要雙側協調能力，在尋找螺絲螺帽配對時更訓練了孩子的視知覺，以及選擇性的專注力。孩子在旋轉螺帽的過程中，要運用雙側手指頭的協調性，才能快速將螺帽鎖緊。
- 利用數量的多寡，延長孩子操作的時間，同時也訓練孩子手指頭的肌肉力量。同一個遊戲在難易度不同及遊戲內容不同的設計下，訓練的能力也會有所不同。

親子一起玩**雙側協調遊戲**

遊戲 **轉螺絲**
1
適合 1.5 歲以上的孩子

道具 各種不同大小和重量的螺絲及螺帽。

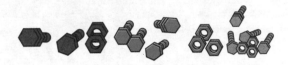

準備 無。

玩法

• 請孩子在一堆螺絲螺帽中，尋找可以配對的組合，並且將螺絲螺帽一一鎖緊。記錄孩子花多少時間完成。

• 如果孩子花太多時間在尋找可配對的螺絲螺帽，可以先給孩子同一種類型的螺絲螺帽，孩子不用去挑選和配對，而是拿一個螺絲、一個螺帽就可以將它們旋緊，做雙側協調旋轉的動作。

• 如果孩子的能力進步了，爸媽加上時間的限制，例如，記錄孩子在五分鐘或十分鐘之內，可以鎖緊幾個螺絲螺帽。

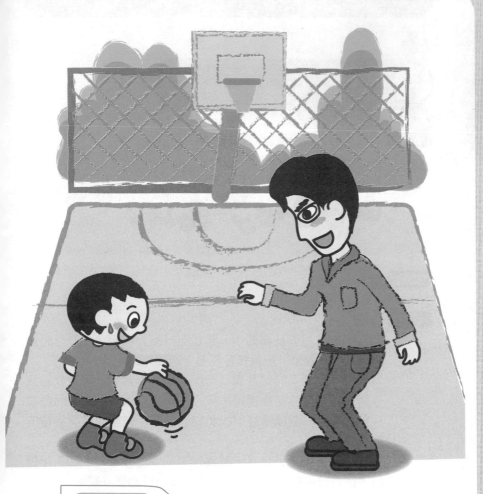

遊戲叮嚀

- 利用左右手輪流拍球的方式，主要是訓練孩子雙側不對稱的動作，讓孩子可以達到良好的左右手分工與合作的能力。
- 經由這個遊戲的練習，當孩子在日常生活中需要用到這項技巧的時候，就可以表現得更優秀。

親子一起玩**雙側協調遊戲**

遊戲 **2** **拍球**
適合 3 歲以上的孩子

道具 一顆小籃球。

準備 在空曠的地方請孩子練習拍球。

玩法

- 先利用孩子的慣用手（通常是右手）練習拍球，確認孩子拍球的動作沒問題，再換另外一隻手拍球。通常非慣用手的拍球技巧需要多加練習，如果孩子左右手個別都可以拍球，則請孩子左右手輪流拍球，訓練雙側協調能力。
- 父母可以提升挑戰性，請孩子稍微半蹲，拉近手與地板間的距離，如此一來，球反彈的速度會變快，孩子的反應時間會縮短，因此要更快速的反應左手跟右手才能順利拍球。
- 拍球的速度愈快，協調性也會變得更高。如果孩子無法單獨拍球，可以將小籃球換成氣球，讓孩子是對著空中往上拍氣球，等氣球掉下來，再左右手輪流拍，同樣也可以訓練雙側協調能力。

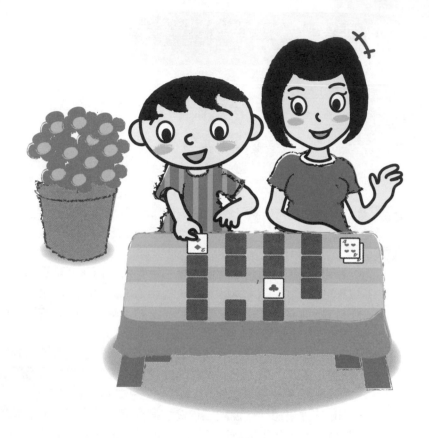

遊戲叮嚀

- 利用撲克牌配對，主要訓練孩子視覺記憶的能力，因
  此在認知層面上，孩子一開始要認得彼此牌面上圖案
  及數字的差別，再經由視覺記憶記住每張牌的位置，
  在翻牌時回憶這些牌的位置，準確翻出相同的牌。

親子一起玩**認知遊戲**

**遊戲
1** **撲克牌配對**
適合3歲以上孩子

道具 準備兩副撲克牌。

　　　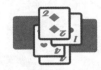

準備 在這兩副牌中找出同樣花色的牌八組,將這些撲克牌以四乘四的方式排列在桌上。

玩法

• 先帶領孩子觀察牌面的圖案及數字,確認後將撲克牌翻面,蓋住花色,媽媽跟孩子輪流翻出兩張牌,如果兩張牌是一樣的,就可以將這兩張牌取回放到自己身邊,並且多一次翻牌的機會。

• 如果翻出的兩張牌不一樣,就換對方翻牌,最後,誰拿到的撲克牌最多就獲勝。

• 如果孩子對撲克牌的認知記憶沒有那麼好,可以先只用同一種花色、不同數字,或同一個數字、不同種花色,讓孩子記憶配對,以撲克牌的張數多寡調整難易度。當孩子的年紀愈高,理論上記憶力就要愈好,因此所採用的張數將會愈多。

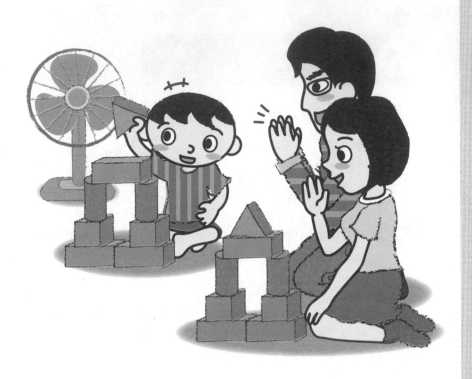

遊戲叮嚀

- 在堆疊城堡的過程中，孩子看著爸媽的城堡，必須選擇和判斷應該要堆疊哪一個積木，積木的堆疊是由下而上的，因此孩子一定要先判斷最下面的是什麼積木，再一層一層往上搭蓋，而不能先找出上面的積木堆疊。
- 如果孩子能力夠，爸媽可以把積木蓋住，訓練孩子的記憶能力。藉由積木創作的過程，可以提升孩子的認知，並訓練精細動作、手眼協調以及孩子的耐心。

親子一起玩**認知遊戲**

遊戲 2 積木創作
適合 3 歲以上的孩子

道具 兩組相同的積木。

準備 爸媽跟孩子對坐，一人拿一組積木。
玩法

• 請孩子先看爸媽，爸媽用積木堆疊出城堡，再請孩子堆疊出和爸媽一樣的城堡。

• 再換孩子出題，由爸媽堆疊出和孩子一樣的積木作品，請孩子檢查爸媽疊的是否正確。

• 如果孩子無法從觀察中得知爸媽堆疊的城堡樣子，並且無法堆疊出一樣的城堡，爸媽可以一步步帶領孩子觀察，爸媽放一個積木，孩子就跟著放同樣的積木，藉分解步驟，讓孩子蓋好城堡，慢慢達到訓練效果。

• 如果孩子可以輕易的模仿，爸媽可以在堆好城堡後，讓孩子觀察三十秒到一分鐘，拿箱子把城堡蓋住，讓孩子憑藉記憶拼出跟爸媽一樣的積木城堡。

在表中，家長可記錄孩子每一天的活動有哪三項，並依表現程度和喜愛程度以 0～10 分來評估。

日期	暖身活動	重點活動	緩和活動
第 1 天 （　月　日）	活動名稱： 表現程度 (0~10分) 喜愛程度 (0~10分)	活動名稱： 表現程度 (0~10分) 喜愛程度 (0~10分)	活動名稱： 表現程度 (0~10分) 喜愛程度 (0~10分)
第 2 天 （　月　日）	活動名稱： 表現程度 (0~10分) 喜愛程度 (0~10分)	活動名稱： 表現程度 (0~10分) 喜愛程度 (0~10分)	活動名稱： 表現程度 (0~10分) 喜愛程度 (0~10分)
第 3 天 （　月　日）	活動名稱： 表現程度 (0~10分) 喜愛程度 (0~10分)	活動名稱： 表現程度 (0~10分) 喜愛程度 (0~10分)	活動名稱： 表現程度 (0~10分) 喜愛程度 (0~10分)
第 4 天 （　月　日）	活動名稱： 表現程度 (0~10分) 喜愛程度 (0~10分)	活動名稱： 表現程度 (0~10分) 喜愛程度 (0~10分)	活動名稱： 表現程度 (0~10分) 喜愛程度 (0~10分)
第 5 天 （　月　日）	活動名稱： 表現程度 (0~10分) 喜愛程度 (0~10分)	活動名稱： 表現程度 (0~10分) 喜愛程度 (0~10分)	活動名稱： 表現程度 (0~10分) 喜愛程度 (0~10分)

註：家長可將下面的十天感統遊戲計畫表影印放大後使用。

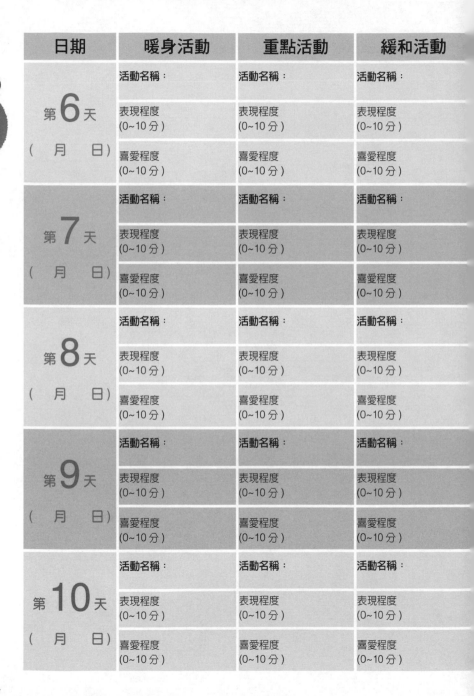

日期	暖身活動	重點活動	緩和活動
第6天 （　月　日）	活動名稱： 表現程度 (0~10分) 喜愛程度 (0~10分)	活動名稱： 表現程度 (0~10分) 喜愛程度 (0~10分)	活動名稱： 表現程度 (0~10分) 喜愛程度 (0~10分)
第7天 （　月　日）	活動名稱： 表現程度 (0~10分) 喜愛程度 (0~10分)	活動名稱： 表現程度 (0~10分) 喜愛程度 (0~10分)	活動名稱： 表現程度 (0~10分) 喜愛程度 (0~10分)
第8天 （　月　日）	活動名稱： 表現程度 (0~10分) 喜愛程度 (0~10分)	活動名稱： 表現程度 (0~10分) 喜愛程度 (0~10分)	活動名稱： 表現程度 (0~10分) 喜愛程度 (0~10分)
第9天 （　月　日）	活動名稱： 表現程度 (0~10分) 喜愛程度 (0~10分)	活動名稱： 表現程度 (0~10分) 喜愛程度 (0~10分)	活動名稱： 表現程度 (0~10分) 喜愛程度 (0~10分)
第10天 （　月　日）	活動名稱： 表現程度 (0~10分) 喜愛程度 (0~10分)	活動名稱： 表現程度 (0~10分) 喜愛程度 (0~10分)	活動名稱： 表現程度 (0~10分) 喜愛程度 (0~10分)